"十二五"国家重点图书出版规划项目

中医优势治疗技术丛书

◆ 总主编 周 然 张俊龙

眼 针

主编 葛惠玲

副主编 柴金苗 毋桂花

编者 王文峰 王 栋 刘素清 高 芳

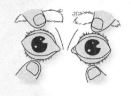

科学出版社

北京

内 容 简 介

　　眼针技术是中医独具特色的优势技术之一，是针刺眼球周围、眼眶边缘的穴位，以治疗全身疾病的一种方法。它具有见效快、手法灵活、经济实用、痛苦小、易于接受的优势，有很大的推广潜力，对于全身系统中的部分疾病有神奇的效果。全书力求重点突出，简便实用，主要介绍眼针技术的基本知识、操作方法及其在眼科疾病和部分全身病中的具体运用。

　　本书图文并茂，深入浅出，适用于广大基层针灸医生、针灸爱好者参考阅读。

图书在版编目（CIP）数据

眼针／葛惠玲主编 .—北京：科学出版社，2014.4
　（中医优势治疗技术丛书／周　然，张俊龙总主编）
　ISBN 978-7-03-040035-2

　Ⅰ.眼…　Ⅱ.葛…　Ⅲ.眼针疗法　Ⅳ.R246.82

中国版本图书馆 CIP 数据核字（2014）第 042963 号

责任编辑：郭海燕　刘　亚　曹丽英／责任校对：刘亚琦
责任印制：赵　博／封面设计：王　浩
绘图：北京眺艺企业形象策划工作室

科 学 出 版 社 出版
北京东黄城根北街 16 号
邮政编码：100717
http://www.sciencep.com

北京科印技术咨询服务有限公司数码印刷分部印刷
科学出版社发行　各地新华书店经销

＊

2014 年 4 月第　一　版　开本：720×1000　1/16
2024 年 11 月第六次印刷　印张：11
字数：203 000

定价：**35.00 元**
（如有印装质量问题，我社负责调换）

《中医优势治疗技术丛书》
总编委会

总 主 编　周　然　张俊龙

副总主编　张　波　冀来喜　郭　蕾　施怀生　田岳凤

　　　　　　赵建平　雷　鸣

成　　员　（按姓氏笔画排序）

于晓强	王　军	王玉璧	王海军	韦　玲
毋桂花	成金枝	乔之龙	乔云英	任剑锋
刘　宁	闫川慧	关　芳	许凯霞	芦　玥
李　莉	李　蕾	李希贤	李建仲	李钦青
李晓亮	杨俊刚	吴秋玲	张卫东	张天生
张斌仁	陈筱云	武峻艳	金晓飞	孟立强
赵　琼	侯玉铎	贺文彬	贺振中	袁　叶
柴金苗	高海宁	曹玉霞	葛惠玲	韩国伟
程艳婷	焦黎明	窦志芳	樊凯芳	

总　前　言

中医学历经几千年的发展，形成了独特的理论体系和完善的治疗技术体系。其治疗技术体系大体分为两类，一为遣方用药。它被作为中医治疗疾病的主体方法。时至今日，我们中医临床工作者诊疗疾病多处方开药，人民群众也多选择服用汤丸膏散等内服药物祛病疗疾。概因理法方药为中医辨证论治体系的高度概括。二为中医优势技术。翻开一部中医学的发展简史，我们不难看到，人们在经历了长期的无数次实践以后，早在新石器时代，就已经会运用针法、灸法、按摩术、止血法这些原始的、朴素的、简单的医疗技术。从砭石到九针，从针刺到药物贴敷，从神农尝百草到丸散膏丹汤饮酒露的制剂技术，从推拿正骨手法到小夹板的应用，这些都是时代的创造、医家的发明，都是当时社会发展条件下的医学领域的领先技术。经过历代医家的不懈努力和探索，这些技术内容丰富、范围广泛、历史悠久，体现了其临床疗效确切、预防保健作用独特、治疗方式灵活、费用比较低廉的特点，传承着中医学的精髓和特色。

这些优势技术或散见于民间，或零散于古籍记录，或濒临失传，面临着传承和弘扬的两大难题。2009 年，国务院出台的《关于扶持和促进中医药事业发展的若干意见》中就强调指出："老中医药专家很多学术思想和经验得不到传承，一些特色诊疗技术、方法濒临失传，中医药理论和技术方法创新不足。"也有专家痛心疾首地指出，"近年来，中医药特色优势淡化，手法复位、小夹板等'简、便、验、廉'的诊疗手段逐渐消失或失传。"由此可见，传承、发展并不断创新中医技术迫在眉睫、刻不容缓。

近年来的医改实践证明，中医药在满足群众医疗保健需求、减缓医药费用上涨、减轻患者和医保负担等方面发挥了很好的作用，缓解了群众看病就医问题，放大了医改的惠民效果。人民群众对中医药感情深厚、高度信赖，中医药作为一种文化已经深深地渗入中国百姓的日常生活当中。中医的一些技术特别是非药物方法，普通百姓易于接受、也易于掌握使用，可获得性强，适用于广大人民群众的养生保健和疾病治疗，很多人自觉不自觉地运用中医药的理念和优势技术进行养身健体、防治疾病。

传承和发展中医药技术是每一名中医药人的使命担当。正如国医大师邓铁涛教授所说："中医之振兴，有赖于新技术革命；中医之飞跃发展，又将推动世界新技术革命"。我们山西中医学院将学科发展的主攻方向紧紧锁定中医药技术创新，不断深化学科内涵建设，凝练学科研究方向，组建优势技术创新研发团队，致力于中医药技术的研究、开发、规范制定和应用推广，以期推动中医药技术的创新和革命，为人民群众提供更多的中医药技术储备和技术应用。

因此，我们组织既有丰富临床经验，又有较高理论素养的专家学者，编写了这套《中医优势治疗技术丛书》。丛书以中医优势治疗技术为主线，依据西医或中医的疾病分类方法，选取临床上常见病、多发病为研究对象，突出每一种优势技术在针对这些常见病、多发病治疗时的操作规程，旨在突出每一项技术在临床实践中的知识性、实用性和科学性。

这套丛书既是国家"十二五"科技支撑计划分课题"基层卫生适宜技术标准体系和评估体系的构建及信息平台建设研究和示范应用"、国家中医药管理局重点学科"中医治疗技术工程学"和山西省特色重点学科"中医学优势治疗技术创新研究"的阶段性研究成果，也是我们深入挖掘、整理中医药技术的初步探索，希望能够指导基层医疗卫生机构和技术人员临床操作，方便中医药技术爱好者和家庭自疗者参考使用。

2014 年 3 月

目　　录

上篇

眼针技术概论

1　眼针技术的学术源流

1.1　眼针的定义

眼针疗法是针刺眼球周围、眼眶边缘的穴位，以治疗全身疾病的方法。晋代皇甫谧的《针灸甲乙经》就有针刺睛明、攒竹等眼周穴位治疗疾病的记载。眼针即将眼白睛分成八区，容纳13个穴，各区的比例相等，但1、2、4、6、7五个区是肺、大肠，肾、膀胱，肝、胆，心、小肠，脾、胃各占1/2。3、5、8区是上焦、中焦、下焦，自占一个整区。眼针穴不另取穴名，属于某区即名某区名，如"上焦区"、"肝区"等，总名"眼针眶区十三穴"。穴的位置均距眼眶2mm。整个经区也不过指头大小，与经穴和经外奇穴差不多，而一区两穴的就更小了。找穴时以瞳孔为中心，按钟表的比例把各区分辨清楚，每个穴占据眶内眶外一定的范畴。眼针八区与脏腑有着密切关系，概括口诀为：乾一肺大肠，坎二肾膀胱，艮三属上焦，震四肝胆藏，巽五中焦属，离六心小肠，坤七脾和胃，兑八下焦乡（图1）。

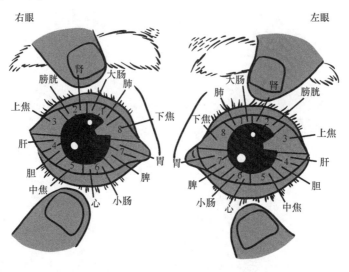

图1

1.2　眼针技术的历史沿革

　　眼针技术的理论有数千年的历史，它的形成和发展是与我国劳动人民长期生产实践分不开的。晋代皇甫谧的《针灸甲乙经》就已有针刺睛明、攒竹等眼周穴治疗疾病的记载，之后历代的针灸专著，有关此内容的论述也屡见不鲜。20世纪70年代，辽宁中医学院（现辽宁中医药大学）著名针灸学家彭静山教授根据《黄帝内经》"观眼察病"和《证治准绳》对眼的脏腑划分的理论，通过对数以万计患者的反复观察和治疗实践，形成了一种眼部的微针疗法。

2 眼针技术的基本原理

2.1 祖国医学理论原理

历代医家用来阐述眼与脏腑相互关系，并指导诊治眼病的两种学说（五轮、八廓），分别由五行、八卦说衍化而来。五轮指风轮、气轮、肉轮、血轮、水轮，是将眼划分为五个部位，分属于不同的脏腑，从而把眼局部与脏腑统一成为一个整体，用以说明眼的生理、病理现象，指导眼病的辨证论治（图2）。八廓是将白睛按八卦的部位划为八个不同的方位，而后各隶属于六腑、心包和命门。当眼睛发病时，可通过观察白睛呈现的血脉丝络的方位及其色泽、粗细、多寡等，为眼病的辨证论治提供依据。五轮与八廓既有区别又有联系，故一般通称为五轮八廓。

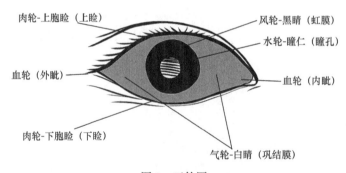

图 2 五轮图

早在《灵枢·大惑论》中："五脏六腑之精气，皆上注于目而为之精。精之窠为眼，骨之精为瞳子，睛之精为黑眼，血之精为络，其窠气之精为白眼，肌肉之精为约束，……目者，五脏六腑之精也，营卫魂魄之所常营也，神气之所生也。"说明目是五脏六腑精气之所注，是人体营卫、气血、精神、魂魄之所藏，十二经脉除肺、脾、肾、心包通过与其相表里的经脉间接与目发生联系外，其余八条经络均以眼为"集散之地"，所以眼与全身脏腑经脉气血均有密切关系。五轮在分属关系上，历代虽有差异，但大体是一致的，即胞睑属脾胃为肉轮，内外两眦属心和小肠为血轮，白睛属肺和大肠为气轮，黑睛属肝胆为风轮，瞳神属肾与膀胱为水轮，合称五轮（图2）。所谓轮者乃比喻眼睛圆而转动似车轮之意。

五轮之说的实用价值是强调眼与脏腑密不可分，轮之有病多由脏腑功能失调所致，在临床上可通过观察各轮外显症状去推断相应脏腑的内蕴病变，因而对眼病的辨证深入了一步。

八廓指水廓、风廓、天廓、地廓、火廓、雷廓、泽廓、山廓（图3）。"廓"取城廓护卫之意，首见于宋元间的《秘传眼科龙木论》所附《葆光道人眼科龙木集》，但无形又无位，即尚未配有八卦（乾、坎、艮、震、巽、离、坤、兑）与八位（天、水、山、雷、风、火、地、泽）。直到元代危亦林的《世医得效方》才为八廓配上了八卦与八位。明代以后，八廓在名称、配属和配位上，一直混乱无章，除天、风、火、地四廓说法一

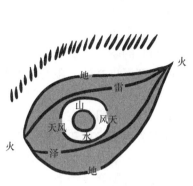

图3　八廓图

致外，其他均有分歧，特别是山廓就有五种不同的说法。至于八廓的部位在《世医得效方》、《银海精微》、《审视瑶函》、《医宗金鉴》、《银海指南》、《医学入门》六本书中也不相同。

八廓是对五轮的补充，以期更全面地将眼科各部和脏腑进行联系。在陈言的《三因极一病证方论》中，首次提及八廓这一名称。在《仁斋直指方论》中亦载有八廓内容，还有了关泉、养化等八种廓名，并分别与小肠、三焦等脏腑联系，但此时尚处于有名无位的初级阶段。金元时期，祖国眼科医学随着整个祖国医学学术界的活跃，也呈现出一种新的面貌。此时还出现了一批很有影响的眼科专著，如《银海精微》，现经考证多认为成书于元末，因道家称眼为"银海"，故有此名。书中强调"目为五脏之精华"，对五轮八廓学说非常重视。书中对五轮的名称、部位、脏腑归属三者关系进行了详细的论述，将五轮学说最终确定了下来，并为后世眼科所宗。书中还进一步发展了宋代眼科72证的说法，列举了80种不同的目疾，并逐一附图，以说明其病位、症状。同时也首次将五轮学说初步融于这80种目疾当中，用于分析病机，指导治疗。八廓理论的演变较五轮学说更为复杂，其眼部部位与脏腑分属，各书中记载差异很大。元代危亦林的《世医得效方》将八廓在眼中划分出一定的部位，配属于相应的脏腑，并以八卦中天、水、山、雷、风、火、地、泽为八廓命名。《银海精微》则大体沿用《世医得效方》命名与脏腑方位配属，并有初步运用的例证。"天廓属大肠，传送，肺金，乾卦。火廓属心，抱阳，命门经，离卦。地廓属脾胃，水谷之海，坤卦。水廓属肾经，会阴，坎卦。山廓属胆经，清净，艮卦。风廓属肝经，养化，巽卦。雷廓属心，小肠经，关泉，震卦。泽廓属膀胱经，津液，兑卦。"（《银海精微·八廓

图式》）

五轮八廓学说作为眼科独特的辨证理论，经多次演变后，最终于元代定型并运用于临床实践当中。尤其是五轮学说，已成为祖国医学目诊的重要组成部分，并一直沿用至今。

眼与脑的联系：脑为奇恒之府，脑由髓汇集而成，故名"髓海"，脑是精髓和神明高度汇集之处，眼与脑密切相连。明代王肯堂《证治准绳·目门》中的"目形类丸瞳神居中而前，如日月之丽东南而晚西北也，内有大络六，谓心、肺、脾、肝、肾、命门各主其一；中络八，谓胆、胃、大小肠、膀胱、三焦各主其一；外有旁支细络莫知其数，皆悬贯于脑"说明眼通过经络与脑密切相连；"脑为髓之海……髓海不足……则目无所见……"说明目能视五色，是依赖髓海的滋养。可见眼与脑通过经络密切联系，生理上相互协调，病理上也可相互传变。

眼与脏腑的关系："肝开窍于目"、"肝受血而能视"、"肝气通于目，肝和则目能辨五色矣"、"目者肝之官也"、"心者五脏之精也，目者其窍也"、"五脏六腑之津液皆上渗于目"、"目者，五脏六腑之精气也，营卫魂魄之所常营也，神气之所生也"、"下连脏腑，通畅气血往来以滋于目。故凡病发，则有形色丝络显现，而可验内之何脏腑受病也……"论述了眼受五脏六腑精气濡养，精气不足则目不能视。

眼与经络的关系："十二经脉，三百六十五络其血气皆上于面而走空窍，其精气上走与目而为睛"。具体经脉循行中，除脾、肺、肾、心包外，皆与目有直接或间接联系。由于阴阳表里相合，经脉相互连通，从而使眼与全身经脉相联系。

2.2 现代医学原理

现代医学主要是从分子细胞学、微循环学、生物全息论等方面进行探讨。祖国医学中所述的白睛络脉即为球结膜下的血管，现代医学中球结膜下血管和脑血管均来自于颈内动脉血管系统，球结膜下血管能反映脑血管的情况。不同疾病其微血管形态改变不同，相同疾病不同证型其微血管形态改变也不相同。躯体可以通过体液和神经，将躯体的病变、信息反映在眼睛上。疾病、病毒与体内各种物质等均能影响微循环，并表露在眼睛上。生物全息论认为：某些局部具有反映全身状态信息的作用，而眼睛就是反映全身信息的全息部分之一，每个穴区皮下浅筋膜内均有丰富的躯体感觉神经和丰富的血管网，血管网上有丰富的内脏感觉神经末梢。

3 眼针的器具

　　眼针的选用以直径 0.34mm、长 15~30mm（0.5~1 寸）的不锈钢一次性针最为合适。

4　眼针操作的技术规范

4.1　穴位介绍（图4、图5）

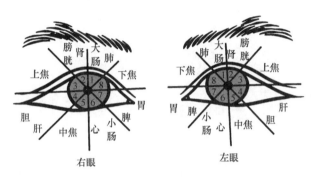

图4　眼针分区

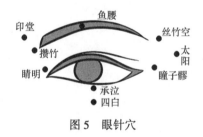

图5　眼针穴

4.2　操作手法

（1）点刺法

在选好的穴位上，一手按住眼睑，令患者自然闭眼，在穴区轻轻点刺 5~7 次，以不出血为度。

（2）眶内刺法

在眶内紧靠眼眶刺入，眶内针刺是无痛的，但要手法熟练，刺入准确。眶内都用直刺，针尖向眼眶方面刺入，进针0.5寸①。手法不熟时，切勿轻试。

（3）沿皮横刺法

应用在眶外，在选好的经区，找准经区界限，向应刺的方向沿皮刺入，可刺入真皮达到皮下组织中，不可再深。眶外穴距眼眶边缘2mm。每区两穴的不可超越界限。

（4）双刺法

不论直刺、横刺，刺入一针之后可在针旁用同一方向再刺入一针，能够加强疗效。

（5）表里配合刺法

表里配合刺法也叫内外配合刺法，即在选好的眼穴上，眶内、眶外各刺一针，效果更好。

（6）压穴法

压穴法指在选好的穴区，用手指压迫，以患者感到酸麻为度。有的医生用火柴棒、点眼棒、三棱针柄代针刺，效果相同。儿童、畏针的患者都可以使用压穴法。

（7）眼区埋针法

对疗效不巩固的患者，在眼区穴埋线、皮内针均可巩固疗效。

（8）电针法

不得气的，经用眼针后5分钟还不生效的患者，可在针柄上通电流以加强刺激，方法同一般电针。

（9）缪刺法

缪刺法是指一侧有病，针患侧无效时，可在对侧眼区同名穴针刺之。

（10）配合其他疗法

眼针可以单独使用，也可以配合其他疗法使用，如体针、头针、梅花针、耳针、皮内针、按摩等。

4.3　选穴

（1）循经取穴

循经取穴即确诊病属于哪一经即取哪一经区穴位，或同时对证取几个经区。

（2）看眼取穴

看眼取穴即哪个经区络脉的形状、颜色、病变明显即取哪一经区穴。

①此处指同身寸，全书同。

（3）病位取穴

病位取穴即按上、中、下三焦划分的界限，病在哪里即针所属上、中、下哪个区。例如，伴有头痛项强、不能举臂、胸痛等均针上焦区；伴胃痛、胀满、胁痛等针中焦区；伴脐水平以下、小腹、腰臀及下肢、生殖、泌尿系统疾病均针下焦区。

4.4　进针法

眼针进针要稳、准、快。一手持针，另一手按住眼睑，把眼睑紧压在手指下面，右手拇食二指持针迅速准确刺入。眶外的穴位均距离眼眶 2mm，眶上四穴在眉毛下际，眶下四穴与眼睑相接，如不把眼睑按在手指下边或未能按紧就有皮下出血的可能。眼针快速刺入以后，不用提插、捻转、开合任何手法。刺入以后若患者有麻酸胀痛或温热、清凉等感觉直达病所，是得气的现象。如未得气，可以把针提出 1/3 改换一个方向再刺入，或用手刮针柄，或用双刺法。有的人始终不得气，或因经络麻痹，或因病程较久，病势较重，多针几次，亦可生效。起针时用右手二指捏住针柄活动几下，缓缓拔出 1/2，少停几秒钟再慢慢提出，急用干棉球压迫针孔片刻，或交给患者自己按压。

5 眼针技术的适应证与禁忌证

5.1 眼针的适应证

眼针技术现主要应用于治疗眼科疾病，但临床实践中也用于全身疾病的治疗。眼针的功能在临床实践活动中总结为：明目退翳、止痛消肿、安神定志、理气和血、通经活络。故所治疾病包括：眼睑疾病、泪器疾病、结膜疾病、角膜疾病、晶状体疾病、青光眼、葡萄膜疾病、玻璃体疾病、视网膜疾病、视神经疾病、屈光不正、眼外肌疾病、视疲劳、面神经麻痹等。

5.2 眼针的禁忌证

1）患者在过度饥饿、暴饮暴食、醉酒后及精神过度紧张时，禁止针刺。

2）患有严重的过敏性、感染性皮肤病者，以及患有出血性疾病（如血小板减少性紫癜、血友病等）者，禁止针刺。

3）对于儿童、破伤风、癫痫发作期、躁狂型精神分裂症发作期、病势垂危抢救期间、气血虚脱已见绝脉者等，忌用本法。

4）对震颤不止、躁动不安、眼睑肥厚者慎用本法。

6 眼针技术的优势与注意事项

6.1 优势

眼针疗法具有见效快、手法灵活、经济实用、痛苦小、易于接受的优势，具有很大的推广潜力，对于全身疾病中的部分疾病会有神奇的效果。

6.2 注意事项

施眼针后至少留针30分钟，最长不可超过60分钟。在针刺治疗过程中，由于患者心理准备不足等多种原因，可能出现如下异常反应，应及时处理。

(1) 晕针

如患者在针刺或留针过程中突然出现头晕、恶心、心慌、面色苍白、出冷汗等表现时即为晕针，此时应立即停止针刺，起出全部留针，令患者平卧，闭目休息，并饮少量温开水，应避免周围环境嘈杂。若症状较重，则可掐人中等穴，促其恢复。经上述方法处理后如不见效并出现心跳无力、呼吸微弱、脉搏细弱，应采取相应急救措施。为了防止晕针，针刺前应先与患者交待针刺疗法的作用、可能出现的针感，消除患者的恐惧心理。

(2) 滞针

在针刺行针及起针时，针体有涩滞、牵拉、包裹的感觉称滞针。出现滞针后，应令患者放松，并用手轻按针刺部位，使局部肌肉松弛，缓慢将针起出。

(3) 弯针

刺入穴位中的针体于皮下或在皮外发生弯曲，称弯针。起针时应注意用手或镊子持住弯针曲角以下的针体，缓慢将针起出。为防止弯针，针刺前应先使患者有舒适的体位姿势，全身放松。

(4) 血肿

出针后，在针刺部位引起皮下出血，皮肤隆起，称皮下血肿。出现皮下血肿时，应先持棉签压按在针孔处的血肿上，持续5~10分钟，如血肿不再增大，不需处理，局部皮肤青紫可逐渐消退。如经上述按揉，血肿继续增大，可加大按压力度并冷敷，必要时加压包扎，48小时后改为局部热敷，以消散瘀血。为了防止血肿的发生，针刺时一定要注意仔细察看皮下血管走行，尽量避开血管再行针刺。

下 篇

眼针技术的临床应用

7　睑腺炎

7.1　睑腺炎概述

7.1.1　概念

睑腺炎（麦粒肿）是一种常见的眼睑腺体化脓性炎症，临床上有内、外麦粒肿之分。内麦粒肿肿胀比较局限，患者疼痛明显，病变处有硬结，触之有压痛，睑结膜面局限性充血水肿，2~3天后可以形成脓点，逐渐溃破。外麦粒肿肿胀比较弥散，患者疼痛剧烈，同侧耳前淋巴结有压痛。眼睑内有两组腺体，一组是睑板腺，位于睑板内，与睑板垂直排列，开口于睑沿的灰线，透过睑结膜可看到睑板腺排泄管的走行；另外一组是摩尔腺和蔡氏腺，位于眼睑皮下组织内。麦粒肿即是这些腺体的化脓性炎症，其中，第一组腺体发生的化脓性炎症为内麦粒肿，第二组腺体发生的化脓性炎症为外麦粒肿。

中医眼科将其称为"针眼"，首载于《证治准绳》，是指胞睑边缘生疖，形如麦粒（故名麦粒肿），红肿痒痛，易成脓溃破的眼病，又名土疖、土疡、偷针。

本病一年四季均可发生，单眼或双眼发病。

7.1.2　病因病机

(1) 中医病因病机

《诸病源候论·目病诸候·针眼候》曰："此由热气客在眦间，热搏于津液所成"，而《证治准绳·杂病·七窍门》进一步指出："犯触辛热燥腻风沙火"或"窍未实，因风乘虚而入"，风热之邪直袭胞睑，滞留局部脉络，气血不畅，发为本病。喜食辛辣炙煿，脾胃积热，火热毒邪上攻，致胞睑局部酿脓溃破。余邪未清或脾气虚弱，卫外不固，又感风热之邪，则引起本病反复发作。

(2) 西医病因病机

本病是常见的眼睑腺体的细菌感染，大多为葡萄球菌感染，特别是金黄色葡萄球菌的感染。

7.1.3　临床表现

(1) 外麦粒肿

初起时，眼睑皮肤局限性水肿、充血，可先后出现痒感、压痛感，近睑缘部触及硬结，硬结软化后，在睫毛根部出现黄色脓头。经自行破溃或手术切开排脓后，则局部红、肿、热、痛迅速减轻。若病情严重，可引起眼睑及球结膜的广泛水肿，耳前淋巴结肿大疼痛，甚至可演变为眼睑蜂窝组织炎。这时，整个眼睑红肿，并波及同侧颜面部，眼不能睁开，触之坚硬，压痛明显，球结膜反应性水肿剧烈，甚或脱落在睑裂之外，往往伴有恶寒发热、头痛等全身症状。

（2）内麦粒肿

临床表现不如外麦粒肿来的猛烈。因处于炎症状态的睑板腺被牢固的睑板组织所包围，所以，肿胀局限而疼痛明显。2~3天后，形成脓点，色黄，向结膜囊内溃破，之后，炎症逐渐消退。

麦粒肿的临床表现以胞睑局部红、肿、热、痛为主。一般初发多红肿明显，中期以肿痛为主，脓成溃破后诸症减轻，红肿渐消。病情严重时可伴发热、恶寒、头痛等症。初起胞睑局部肿胀、微红，按压疼痛，且可扪及形似麦粒的硬结。甚者红肿焮热，胞睑硬结压痛拒按，继之红肿局限，硬结软化成脓，随之脓点溃破（外麦粒肿脓成溃破在眼睑边缘，内麦粒肿溃破在眼睑内的睑板面）。若病变靠近内眦部，则疼痛明显，可见患侧白睛红赤，甚至白睛红赤肿胀嵌于睑裂。

7.1.4 临床诊断

（1）中医诊断

胞睑局部可有红、肿、热、痛的表现，结膜面局限性充血、肿胀，2~3天后可以形成脓点，逐渐溃破，可伴有发热、寒战、头痛等全身症状。

1）风热客睑证：初起胞睑局限性肿胀，痒甚，微红，可扪及硬结，压痛；舌苔薄黄，脉浮数。

2）热毒壅盛证：胞睑局部红肿灼热，硬结渐大，疼痛拒按，或白睛红赤肿胀嵌于睑裂；或口渴喜饮，便秘溲赤；舌红苔黄，脉数。

3）脾虚挟实证：针眼反复发作，诸症不重，或见面色无华，神倦乏力；舌淡，苔薄白，脉细数。

（2）西医诊断

血常规检查可见白细胞总数及中性粒细胞增高。

（3）鉴别诊断

睑板腺囊肿是睑板腺排口阻塞，腺体分泌物潴留在睑板内，对周围组织产生慢性刺激而引起的特发性无菌性慢性肉芽肿性炎症。一般无明显症状，待囊肿大时可有沉重不适感，眼睑皮下无痛性圆形硬性节结，单个或多个，大小不等，与皮肤无粘连，表面皮肤正常，相应的睑结膜面呈局限性暗红色充血。

7.2 眼针技术在麦粒肿中的临床应用

7.2.1 技术一

取穴 主穴：眼针 1 区、3 区、5 区、攒竹、鱼腰、太阳、承泣。配穴：合谷、风池。

操作规程 每次选主穴平补平泻，留针 40 分钟，20~30 分钟行针一次，眼针 3 区、5 区沿眶缘向鼻侧皮下斜刺 0.5 寸，1 区沿眶缘向颞侧斜刺 0.5 寸，攒竹、鱼腰平刺 0.3 寸，太阳直刺 0.5 寸，承泣直刺 0.5 寸，合谷直刺 0.5 寸，风池向鼻尖方向斜刺 0.5 寸。

操作间隔 每天 1 次，10 次为 1 个疗程。

主治 风热客睑证：初起胞睑局限性肿胀，痒甚，微红，可扪及硬结，压痛；舌苔薄黄，脉浮数。

方药 治以疏风清热，消肿散结。代表方剂银翘散加减：连翘、银花、桔梗、薄荷、竹叶、甘草、荆芥、豆豉、牛蒡子，水煎 400ml，日一剂，早晚分两次，饭后一小时温服。可去方中淡豆豉，加赤芍、丹皮、当归以凉血活血、消肿散结；若痒甚者，加桑叶、菊花以助祛风止痒。

7.2.2 技术二

取穴 主穴：眼针 4 区、5 区、7 区、睛明、攒竹、太阳、合谷、承泣、四白。配穴：曲池。

操作规程 每次选主穴平补平泻，留针 40 分钟，20~30 分钟行针一次，眼针 4 区、5 区沿眶缘向鼻侧皮下斜刺 0.5 寸，7 区沿眶缘向颞侧斜刺 0.5 寸，睛明直刺 0.5 寸，攒竹平刺 0.3 寸，太阳直刺 0.5 寸，合谷直刺 0.5 寸，承泣直刺 0.5 寸，四白向下平刺 0.3 寸，曲池直刺 1 寸。

操作间隔 每天 1 次，10 次为 1 个疗程。

主治 热毒壅盛证：胞睑局部红肿灼热，硬结渐大，疼痛拒按，或白睛红赤肿胀嵌于睑裂；或口渴喜饮，便秘溲赤；舌红苔黄，脉数。

方药 治以活血消肿，清热解毒。代表方剂仙方活命饮加减：白芷、贝母、防风、赤芍、生归尾、甘草、皂角刺、穿山甲、天花粉、乳香、没药、金银花、陈皮，水煎 400ml，日一剂，早晚分两次，饭后一小时温服。

若意在消散硬结，可去方中攻破药物穿山甲、皂角刺。若胞睑红、肿、热、痛甚者，可与五味消毒饮合用以增强清热解毒之功；大便秘结者，可加大黄以泻火通腑；若发热、恶寒、头痛者，为热重毒深或热入营血，可与犀角地黄汤配合应用，以助清热解毒，并凉血散瘀。

7.2.3 技术三

取穴 主穴：眼针1区、2区、7区、8区、睛明、四白、攒竹。配穴：足三里、阴陵泉。

操作规程 每次选主穴平补平泻，留针40分钟，20～30分钟行针一次，1区、2区、7区、8区沿眶缘向颞侧斜刺0.5寸，睛明直刺0.5寸，四白向下平刺0.3寸，攒竹平刺0.3寸，足三里直刺1寸，阴陵泉直刺1寸。

操作间隔 每天1次，10次为1个疗程。

主治 脾虚挟实证：针眼反复发作，诸症不重，或见面色无华，神倦乏力；舌淡，苔薄白，脉细数。

方药 治以健脾益气，扶正祛邪。代表方剂四君子汤加减：人参、白术、茯苓、甘草，水煎400ml，日一剂，早晚分两次，饭后一小时温服。

可酌加当归、赤芍、山楂、神曲、白芷、防风等以助健脾益气、和血消滞、祛邪固表的作用；若硬结小且将溃者，加薏苡仁、桔梗、漏芦、紫花地丁以清热排脓。

（高　芳）

8 睑缘炎

8.1 睑缘炎概述

8.1.1 概念

睑缘炎是一种十分常见的眼表疾病，临床上将其分为鳞屑性睑缘炎、溃疡性睑缘炎和眦部睑缘炎三种。鳞屑性者，睑缘部充血、潮红，并有鳞屑附着在睫毛周围。溃疡性者在睫毛根部有散在小脓疱，并有痂皮覆盖。眦部者主要侵犯外眦部睑缘，皮肤潮红、充血、肿胀，并有糜烂现象，可有发痒、烧灼感。

中医眼科将其称为"睑弦赤烂"，首载于《银海精微》，是以睑弦红赤、溃烂、刺痒为临床特征的眼病，又名风弦赤眼、沿眶赤烂、风沿烂眼、迎风赤烂等。病变发生在眦部者，称眦睚赤烂，又名眦赤烂；婴幼儿患此病者，称胎风赤烂。

本病常为双眼发病，病程长，病情顽固，时轻时重，缠绵难愈。

8.1.2 病因病机

(1) 中医病因病机

《诸病源候论·目病诸候·目赤烂眦候》曰："此由冒触风日，风热之气伤于目。"脾胃蕴热，复受风邪，风热合邪触染睑缘，伤津化燥。脾胃湿热，外感风邪，风、湿、热邪相搏，循经上攻于睑缘而发病。心火内盛，风邪犯眦，引动心火，风火上炎，灼伤睑眦。

(2) 西医病因病机

鳞屑性睑缘炎与溃疡性睑缘炎是由于睑缘部的腺体分泌旺盛、脂肪性分泌物附着、合并轻度感染所致。鳞屑性睑缘炎多合并酵母菌样真菌或癣菌等感染，溃疡性睑缘炎多合并葡萄球菌感染。眦部睑缘炎是由摩-阿双杆菌感染所致。核黄素缺乏也可能诱发本病。

8.1.3 临床表现

(1) 鳞屑性睑缘炎

此型睑缘炎除了睑缘充血以外，睫毛及睑缘表面附着上皮鳞屑，睑缘表面有点状皮脂溢出，皮脂集于睫毛根部，形成黄色蜡样分泌物，干燥后结痂，状如涂蜡。鳞屑与痂皮除去后，露出充血的睑缘表面，但无溃疡或脓点，乃因皮脂腺或睑板腺分泌过多所致，亦称脂溢性睑缘炎。睫毛虽然容易脱落，但能再生。患者自觉眼部刺痛及奇痒。如炎症长期不愈，则可导致睑缘逐渐肥厚，使睑缘后唇成钝圆形，因而不能与眼球紧密接触。若同时有结膜炎，则可出现泪小点肿胀外翻现象而发生溢泪。

（2）溃疡性睑缘炎

症状较前者严重，皮脂分泌更多，干痂将睫毛黏成束。去除痂皮后，露出睫毛根端和出血性溃疡与小脓疱。睫毛毛囊因感染而被破坏，睫毛易脱落，而不易生，形成秃睫或使睫毛位置不正。由于睑缘愈合成短痕组织收缩，邻近的睫毛乱生，形成倒睫，摩擦角膜。患病日久，引起慢性结膜炎和睑缘肥厚变形，破坏眼睑与眼球间的毛细血管作用，从而导致溢泪；同时若伴有泪点肿胀或阻塞等情况，则溢泪现象更加严重。下睑皮肤由于泪液浸渍，形成湿疹，也有称湿疹性睑缘炎。湿疹日久，皮肤增厚、瘢痕收缩致睑外翻。外翻增加泪溢，泪溢促进外翻，形成互为因果的循环局面。

（3）眦部睑缘炎

眦部睑缘炎主要是由摩-阿双杆菌感染所致。病变多为双侧，常发生于外眦部。睑缘及其附近皮肤被浸渍、充血，常与眦角性结膜炎共存。主要症状为刺痒感。

患眼睑弦或眦部灼热疼痛，刺痒难忍，可伴干涩羞明。因病变的程度、部位不同，临床可有不同表现。如可见睑缘潮红，睫毛根部及睫毛间附有细小糠皮样鳞屑，除去鳞屑后可见睑缘红赤，睫毛易脱落，但可再生；或见睑缘红赤糜烂、结痂，除去痂皮可见睫毛根部处出脓、出血，睫毛胶黏成束，乱生或脱落，睫毛脱落后不能再生，日久则睫毛稀疏或成秃睫；或见两眦部红赤糜烂等。

8.1.4　临床诊断

（1）中医诊断

患眼睑弦刺痒灼痛，眦部、睑弦红赤，睫毛根部有鳞屑或溃疡。

1）风热偏盛证：睑弦赤痒，灼热疼痛，睫毛根部有糠皮样鳞屑；舌红苔薄，脉浮数。

2）心火上炎证：眦部睑弦红赤，灼热刺痒，甚或睑弦赤烂、出脓出血；舌尖红，苔薄，脉数。

（2）西医诊断

病原学检查可见溃疡性睑缘炎多由金黄色葡萄球菌感染引起，也可由表皮葡萄球菌、凝固酶阴性的葡萄球菌或丙酸乳杆菌感染引起。睑缘炎患者有 50% 可找到金黄色葡萄球菌，鳞屑性合并溃疡性睑缘炎患者则有 80% 可找到金黄色葡萄球菌，单纯脂溢性睑缘炎患者常伴有瓶形酵母菌感染，但目前不能确定其为明确病因。还有研究发现睑板腺内有蠕螨感染。睑板腺异常的患者其睑板腺可有以下病理改变：腺泡体积增大，部分腺泡细胞挤压到一边，提示末端的阻塞及分泌物的淤滞。部分腺泡内无分泌物而仅有 2~3 层扁平鳞状上皮。腺小管和中央腺管的扩张多见，尤以末端腺管明显，而正常人末端腺管很细。腺体内可见细小颗粒，其周围有多核巨细胞聚集及异物反应，提示早期霰粒肿的发生。腺泡周围有较多慢性炎症细胞浸润。腺管上皮可异常角化，包括角化过度、脱落及管腔狭窄。

(3) 鉴别诊断

皮脂腺癌多见于老年人，常见于睑缘部，结膜面较粗糙，肿块形态不定，表面结节状，质硬，相应淋巴结可肿大。

8.2 眼针技术在睑缘炎中的临床应用

8.2.1 技术一

取穴 主穴：眼针 1 区、3 区、5 区、7 区、攒竹、丝竹空。配穴：足三里、三阴交。

操作规程 每次选主穴平补平泻，留针 40 分钟，20~30 分钟行针一次，期间不断观察患者情况，并嘱患者家属协同留观。

眼针 3 区、5 区沿眶缘向鼻侧皮下斜刺，1 区、7 区沿眶缘向颞侧斜刺，攒竹平刺 0.5 寸，丝竹空平刺 0.5 寸，足三里直刺 1 寸，三阴交直刺 1 寸。进针完毕后嘱患者闭眼，坐位或仰卧位。

操作间隔 每天 1 次，10 次为 1 个疗程。

主治 风热偏盛证：睑弦赤痒，灼热疼痛，睫毛根部有糠皮样鳞屑；舌红苔薄，脉浮数。

方药 治以祛风止痒，清热凉血。代表方剂银翘散加减：连翘、银花、桔梗、薄荷、竹叶、甘草、荆芥、豆豉、牛蒡子，水煎 400ml，日一剂，早晚分两次，饭后一小时温服。

可于方中加赤芍以增清热凉血之功；加蝉蜕、乌梢蛇以祛风止痒；加天花粉以生津润燥。

8.2.2 技术二

取穴 主穴：眼针 1 区、3 区、5 区、6 区、丝竹空、四白。配穴：内关、阳谷。

操作规程 每次选主穴平补平泻，留针 40 分钟，20~30 分钟行针一次，期间不断观察患者情况，并嘱患者家属协同留观。

眼针 3 区、5 区沿眶缘向鼻侧皮下斜刺 0.5 寸，1 区、6 区沿眶缘向颞侧斜刺 0.5 寸，丝竹空平刺 0.5 寸，四白向下平刺 0.3 寸，内关直刺 0.5 寸，阳谷直刺 0.3 寸。进针完毕后嘱患者闭眼，坐位或仰卧位。

操作间隔 每天 1 次，10 次为 1 个疗程。

主治 心火上炎证：眦部睑弦红赤，灼热刺痒，甚或睑弦赤烂、出脓出血；舌尖红，苔薄，脉数。

方药 治以清心泻火。代表方剂导赤散合黄连解毒汤加减：生地、木通、甘草、竹叶、黄芩、黄连、黄柏、栀子，水煎 400ml，日一剂，早晚分两次，饭后一小时温服。

患处红赤较甚者，可加赤芍、丹皮以凉血退赤；痒极难忍者，酌加地肤子、白鲜皮、菊花、防风、川芎以祛风止痒。

（高　芳）

9 眼睑痉挛

9.1 眼睑痉挛概述

9.1.1 概念

眼睑痉挛是因眼轮匝肌的大部分或部分肌纤维紧张性收缩而引起的眼睑不自主的运动，可表现为眼睑局部或整个眼睑不自主的抽搐跳动，或短暂的眼睑紧闭，或频繁的不自主的眼睑瞬动。导致眼睑痉挛的原因很多，如炎症、新生物、血管病变、基底核病变、面神经病变等。眼睑痉挛常见于老年人及神经质患者，多为双侧性，开始痉挛轻，逐渐加重。眼睑痉挛加重的表现为每次痉挛的程度加重，持续时间延长，缓解间隙缩短；精神紧张使痉挛加剧。

中医眼科将其称为"胞轮振跳"，首载于《眼科菁华录》，是指眼睑不自主地牵拽跳动的眼病，又名睥轮振跳，多由肝脾气血亏虚、血虚生风，或劳累损伤心脾，心脾血虚，筋脉失养而致。

本病上、下眼睑均可发生，但以上睑多见，可单眼或双眼发病。

9.1.2 病因病机

（1）中医病因病机

《证治准绳·杂病·七窍门》认为本病是"气分之病，属肝脾二经络，牵振之患。人皆呼为风，殊不知血虚而气不顺，非纯风也"。肝脾血虚，日久生风，虚风内动，牵拽胞睑而振跳。久病或过劳等损伤心脾，心脾两虚，气血不足，筋肉失养而跳动。

（2）西医病因病机

眼睑痉挛多见于眼部炎症，常由于结膜炎、角膜炎、异物、溃疡等刺激三叉神经所致，也可由于新生物或病变的血管刺激面神经或其神经核，引起眼轮匝肌紧张性收缩而引起。由于基底核内儿茶酚胺、多巴胺代谢紊乱所致的眼睑痉挛，则为特发性眼睑痉挛，表现为眼轮匝肌的部分纤维紧张性收缩。

此外，帕金森病、慢性进行性舞蹈病、双侧性基底核梗死等皆可引起眼睑痉挛。

9.1.3 临床表现

根据其性质可分为强直性、阵挛性、瞬目性与纤维痉挛四种。

1）强直性睑痉挛：表现为眼睑不随意的暂时紧闭。

2）阵挛性睑痉挛：表现为频繁的不随意瞬目。

3）瞬目性睑痉挛：表现为瞬目时做短时间紧闭。

4）纤维睑痉挛：表现为眼轮匝肌部分纤维紧张性收缩。

根据其病因可分为反射性、特发性、症状性、老年性、外伤性等五种。

1）反射性眼睑痉挛：主要见于近期的严重偏瘫患者，睑痉挛通常见于非瘫痪者，表现为分开眼睑的动作激发痉挛，分开的力量越大，痉挛越剧烈。

2）特发性眼睑痉挛：可见于 Brueghel 综合征，是一种成年人眼睑-口-下颌痉挛，咀嚼可使下颌痉挛加剧，同时可伴有痉挛性斜颈。

3）症状性眼睑痉挛：多见于眼部炎症，如结膜角膜炎、疱疹、异物、角膜溃疡、虹膜炎、齿鼻疾患等刺激三叉神经而致，如果时间持续较长，虽然病因已除去，但仍有习惯性闭眼，小儿模仿他人痉挛闭目动作，亦可形成习惯。

4）老年性眼睑痉挛：常伴发面部、口唇痉挛。

5）外伤性眼睑痉挛：多发生于颅脑外伤后。

9.1.4 临床诊断

（1）中医诊断

胞睑表现为频繁的不随意瞬目，或眼部皮肤抽搐，眼睑紧闭。

1）血虚生风证：胞睑振跳不休，或牵拽颜面及口角抽动；头昏目眩，面色少华；舌质淡红，苔薄，脉细弦。

2）心脾两虚证：胞睑跳动，时疏时频，劳累或失眠时加重；可伴心烦眠差，怔忡健忘，食少体倦；舌质淡，脉细弱。

（2）西医诊断

眼轮匝肌的大部分肌纤维紧张性收缩而引起眼睑不能自主的运动。另外，可以通过 CT 或磁共振诊断本病。

（3）鉴别诊断

半侧颜面肌痉挛是单侧全脸部肌肉痉挛，睡眠时不会消失。最常见的原因是脑干水平第Ⅶ脑神经损伤。小脑脚磁共振检查可除外是否肿瘤引起本病。

9.2 眼针技术在眼睑痉挛中的临床应用

9.2.1 技术一

取穴 主穴：眼针1区、2区、6区、8区、攒竹、丝竹空、四白。配穴：大敦、隐白。

操作规程　每选主穴平补平泻，留针 40 分钟，20~30 分钟行针一次，期间不断观察患者情况，并嘱患者家属协同留观。

眼针 1 区、2 区、6 区、8 区沿眶缘向颞侧皮下斜刺 0.5 寸，攒竹平刺 0.5 寸，丝竹空平刺 0.5 寸，四白向下平刺 0.5 寸，灸大敦、隐白。

操作间隔　每天 1 次，10 次为 1 个疗程。

主治　血虚生风证：胞睑振跳不休，或牵拽颜面及口角抽动；头昏目眩，面色少华；舌质淡红，苔薄，脉细弦。

方药　治以养血息风。代表方当归活血饮加减：当归、白芍、熟地、川芎、黄芪、苍术、防风、羌活、甘草、薄荷。水煎 400ml，日一剂，早晚分两次，饭后一小时温服。

胞睑振跳等症持续不休者，酌加僵蚕、天麻、钩藤以养血平肝息风。

9.2.2　技术二

取穴　主穴：眼针 3 区、5 区、6 区、7 区、攒竹、丝竹空、承泣。配穴：隐白、合谷、足三里。

操作规程　每选主穴平补平泻，留针 40 分钟，20~30 分钟行针一次，期间不断观察患者情况，并嘱患者家属协同留观。

眼针 3 区、5 区沿眶缘向鼻侧皮下斜刺，6 区、7 区沿眶缘向颞侧斜刺，攒竹平刺 0.5 寸，丝竹空平刺 0.5 寸，承泣直刺 0.5 寸，合谷直刺 0.5 寸，足三里直刺 1 寸，灸隐白。

操作间隔　每天 1 次，10 次为 1 个疗程。

主治　心脾两虚证：胞睑跳动，时疏时频，劳累或失眠时加重；可伴心烦眠差，怔忡健忘，食少体倦；舌质淡，脉细弱。

方药　治以补益心脾。代表方剂归脾汤加减：白术、茯神、黄芪、龙眼肉、酸枣仁、人参、木香、甘草、当归、远志，水煎 400ml，日一剂，早晚分两次，饭后一小时温服。

若伴心烦不眠等症，可加桑椹、龟板以加强养血补心之功效。

（高　芳）

10 上睑下垂

10.1 上睑下垂的概述

10.1.1 概念

上睑下垂是指上睑的提上睑肌和米勒肌功能不全或丧失，导致上睑部分或全部下垂。轻者不遮盖瞳孔，但是影响外观。重者部分或全部遮盖瞳孔，影响视功能。平视时，上睑缘遮盖角膜上部超过角膜的1/5，即为上睑下垂。临床可分为先天性上睑下垂和后天性上睑下垂。先天性者主要由于动眼神经核或提上睑肌发育不良，为常染色体显性遗传。后天性者由于动眼神经麻痹、提上睑肌损伤、交感神经疾病、重症肌无力及机械性开睑运动障碍等所致。

中医眼科将其称为"上胞下垂"，首载于在《诸病源候论》，是指上胞乏力不能升举，以致睑裂变窄，掩盖部分或全部瞳神而影响视瞻的眼病，又称睢目、侵风、眼睑垂缓、胞垂，严重者称睑废。本病有先天与后天之分，先天性上胞下垂乃由先天禀赋不足，命门火衰，致脾阳不足，约束失养，睑肌无力。后天性上胞下垂多因脾气虚弱，中气不足，筋肉失养，睑肌无力，或因肝虚血少，风邪客于胞睑，阻滞经络，气血运行不畅，筋肉失养而致。

10.1.2 病因病机

(1) 中医病因病机

在《诸病源候论·目病诸候》中指出本病因"血气虚，则肤腠开而受风，客于睑肤之间"所致。先天禀赋不足，命门火衰，脾阳不足，睑肌发育不全，胞睑乏力而不能开或脾虚中气不足，清阳不升，睑肌失养，上胞无力提举。脾虚聚湿生痰，风邪客睑，风痰阻络，胞睑筋脉迟缓不用而下垂。

(2) 西医病因病机

多为双侧性，与遗传有关，呈常染色体显性或隐性遗传，可单独发生，亦可伴有眼或其他器官的先天性异常。原因是提上睑肌发育不良或缺如，动眼神经或其核发育障碍，支配提上睑肌的动眼神经分支缺如，以及动眼神经核的异常神经支配等。常双眼对称发病，进展缓慢，并多伴有其他外眼肌麻痹。出生后即见，有特殊的仰头皱额姿态。即头向后仰，下颌上抬，眼球置于下转位，同时由于患者企图利用额肌力量来提高上睑，因而额部皱纹加深且多于正常人。先天性反常性提上睑肌抑制，系先天性神经支配反常的一种类型。单眼轻度上睑下垂。当眼球运动、下颌运动或面部运动时，上睑立即显著下垂，运动停止后睑位复原。当张口运动引起先天性上睑下垂加剧而又不伴眼轮匝肌的收缩，是反 Marcus-Gunn 现象；当咀嚼、张口或向对侧下颌运动时引起上睑抬高，这种口与眼睑的联合运动，多由于三叉神经支配的翼外肌和动眼神经支配的提上睑肌联合运动引起，乃三叉神经第一支迷路进入动眼神经支配的提上睑肌。此现象称 Marcus-Gunn 现象。通常在出生后即可见，多在母亲哺乳时发现婴儿有异常眼睑运动。某些产伤婴儿在吸奶时出现单侧眼睑下垂，吸吮停止后，眼睑下垂消失。这不是一个吸吮反射而是吸吮动作所引起的松弛（抑制）状态。

其他也可见于先天性愚型的睑裂（睑裂小、外眦向上），内眦赘皮等，分娩时产钳致伤等。

后天性上睑下垂的发病原因有：

1）神经源性上睑下垂：动眼神经麻痹所致，单侧下垂显著，上睑不能上抬，患者常借额肌作用使上睑抬高，如压迫眉弓部排除额肌的作用，则上睑无法抬高。本病常伴有上、下内直肌及下斜肌麻痹，更多见与上直肌麻痹同时存在。

2）眼肌麻痹性偏头痛：偏头痛由同侧的动眼神经麻痹所引起。

3）动眼神经再生迷路：动眼神经麻痹后，神经再生方向发生迷路，误入支配肌数月出现眼睑异常运动，即内直肌收缩时提上睑肌亦运动。

4）交感神经麻痹：在提上睑肌的深面有一束细小的平滑肌称 Multer 肌，由交感神经支配，使睑裂增大。当交感神经麻痹时，则出现轻度上睑下垂、睑裂狭窄、瞳孔缩小及眼球凹陷的 Horner 综合征。

5）肌源性上睑下垂：如提上睑肌麻痹、慢性进行性外眼肌麻痹、肌无力症等。

6）重症肌无力症：具有肌无力特点，有不稳定性、波动性和易疲劳性，休息后可恢复或好转。与胸腺异常有关，可伴发胸腺瘤或胸腺异常增生症。

7）老年性上睑下垂：老年人提上睑肌和米勒肌张力减低；眶内脂肪的萎缩使眼球凹陷，眼睑支撑丧失而使睑下垂；眼轮匝肌肌力减弱而使下睑松弛等可出现老年性睑下垂。

8）外伤性上睑下垂：外伤性上睑下垂多由交通事故、工业外伤及眼睑肿瘤摘除手术所致。

9）其他：由于瘢痕引起的机械性下垂，代谢性（如甲状腺功能减退和糖尿病）、中毒性（如砷剂、长春新碱等）及激素长期局部或全身应用而引起的上睑下垂。

10.1.3　临床表现

先天性上睑下垂自幼罹患,常为双侧,但两侧不一定对称,有时为单侧。常伴有眼球上转运动受限,影响视瞻,视瞻时需昂首皱额,甚至以手提起上睑方能视物;后天性者多有相关病史,或伴有其他症状,如眼神经麻痹可伴有其他眼肌麻痹,提上睑肌受伤可有外伤史,交感神经损害有 Horner 综合征,重症肌无力所致的上睑下垂有晨起或休息后减轻,午后或劳累后加重,注射新斯的明之后明显减轻。

10.1.4　临床诊断

(1) 中医诊断

两眼向前平视时,上胞遮盖黑睛上缘,睑裂变窄。紧压眉弓部,上胞抬举困难。

1) 先天不足证:自幼双眼上胞垂下,无力抬举,明显睑裂变窄,视瞻时昂首举额,扬眉张口,或以手提上胞方能视物;全身可伴疲乏无力,面色无华,畏寒肢冷,小便清长;舌质暗,苔薄,脉沉细。

2) 脾虚气弱证:上胞提举乏力,掩及瞳神,晨起或休息后减轻,午后或劳累后加重;严重者,眼珠转动不灵,视一为二;全身常伴有神疲乏力,食欲不振,甚至吞咽困难等;舌淡苔薄,脉弱。

3) 风痰阻络证:上胞垂下骤然发生,眼珠转动不灵,目偏视,视一为二;头晕,恶心,泛吐痰涎;舌苔厚腻,脉弦滑。

(2) 西医诊断

患者上睑不能提起,上睑缘覆盖角膜超过 1/5,睑裂变窄,引起不同程度的视力障碍。为了看清物体,经常将头部后仰,并且努力使用额肌的力量,试图抬高上睑,以致额部皮肤形成皱纹。眼睑下垂严重者,患侧眼球向上运动受到限制。

(3) 鉴别诊断

假性上睑下垂:眼睑皮肤松弛、眼球内陷、眼睑水肿、对侧眼睑退缩、眼睑后退综合征都有可能出现上睑下垂的现象,但均不是提上睑肌和米勒肌的功能不全或丧失而导致的上睑下垂。

10.2　眼针技术在上睑下垂中的临床应用

10.2.1　技术一

取穴　眼针 2 区、5 区、7 区、阳白、鱼腰、太阳。配穴:命门、肾俞、气海、关元。

操作规程 每选主穴平补平泻，留针40分钟，20~30分钟行针一次，期间不断观察患者情况，并嘱患者家属协同留观。

眼针2区、7区沿眶缘向颞侧皮下斜刺0.5寸，眼针5区沿眶缘向鼻侧皮下斜刺0.5寸，阳白透鱼腰，太阳斜刺0.5寸，气海、关元直刺1寸，灸命门、肾俞。

操作间隔 每天1次，10次为1个疗程。

主治 先天不足证：自幼双眼上胞垂下，无力抬举，明显睑裂变窄，视瞻时昂首举额，扬眉张口，或以手提上睑方能视物；全身可伴疲乏无力，面色无华，畏寒肢冷，小便清长；舌质暗，苔薄，脉沉细。

方药 治以温肾健脾。代表方剂右归饮加减：熟地、山药、山萸、枸杞、甘草、杜仲、肉桂、制附子，水煎400ml，日一剂，早晚分两次，饭后一小时温服。

若疲乏无力，面色无华，可加党参、白术、黄芪、鹿角胶等以增益气升阳、补精益髓之功。

10.2.2 技术二

取穴 眼针1区、3区、5区、7区、阳白、鱼腰、睛明、太阳。配穴：足三里、三阴交、脾俞。

操作规程 每选主穴平补平泻，留针40分钟，20~30分钟行针一次，期间不断观察患者情况，并嘱患者家属协同留观。

眼针1区、7区沿眶缘向颞侧皮下斜刺0.5寸，眼针3区、5区沿眶缘向鼻侧皮下斜刺0.5寸，阳白透鱼腰，睛明直刺0.5寸，太阳斜刺0.5寸，足三里、三阴交直刺1寸，灸脾俞。

操作间隔 每天1次，10次为1个疗程。

主治 脾虚气弱证：上胞提举乏力，掩及瞳神，晨起或休息后减轻，午后或劳累后加重；严重者，眼珠转动不灵，视一为二；全身常伴有神疲乏力，食欲不振，甚至吞咽困难等；舌淡苔薄，脉弱。

方药 治以升阳益气。代表方剂补中益气汤加减：黄芪、甘草、人参、当归、橘皮、升麻、柴胡、白术，水煎400ml，日一剂，早晚分两次，饭后一小时温服。

重用方中黄芪以增补气升阳之功；若神疲乏力、食欲不振者，加山药、扁豆、莲子肉、砂仁以益气温中健脾。

10.2.3　技术三

取穴　眼针1区、5区、7区、丝竹空、风池、鱼腰、睛明。配穴：合谷、足三里、丰隆。

操作规程　每选主穴平补平泻，留针40分钟，20~30分钟行针一次，期间不断观察患者情况，并嘱患者家属协同留观。

眼针1区、7区沿眶缘向颞侧皮下斜刺0.5寸，眼针5区沿眶缘向鼻侧皮下斜刺0.5寸，丝竹空平刺0.5寸，风池向鼻尖方向斜刺0.5寸，鱼腰平刺0.5寸，睛明直刺0.5寸，合谷、足三里、丰隆直刺1寸。

操作间隔　每天1次，10次为1个疗程。

主治　风痰阻络证：上胞垂下骤然发生，眼珠转动不灵，目偏视，视一为二；头晕，恶心，泛吐痰涎；舌苔厚腻，脉弦滑。

方药　治以祛风化痰，疏筋通络。代表方剂正容汤加减：羌活、白附子、防风、秦艽、胆南星、半夏、白僵蚕、木瓜、甘草、黄松节、生姜，水煎400ml，日一剂，早晚分两次，饭后一小时温服。

若眼珠转动不灵，目偏视者，宜加川芎、当归、丹参、海风藤以增强活络养血通络之功；头晕、泛吐痰涎者，加全蝎、竹沥以助祛风化痰。

（高　芳）

11 慢性泪囊炎

11.1 慢性泪囊炎概述

11.1.1 概念

慢性泪囊炎是临床常见的眼病之一，由于鼻泪管狭窄或阻塞，致使泪液滞留于泪囊之内，伴发细菌感染而致病。常见的致病菌为：肺炎球菌、链球菌、葡萄球菌。临床主要症状为泪溢，检查可见结膜充血，下睑皮肤红肿，用手指挤压泪囊区，有脓性分泌物自泪小点流出。冲洗泪道可见冲洗液自上、下泪小点返流，同时有脓性分泌物。由于分泌物大量潴留，泪囊扩张，形成泪囊黏液囊肿。泪囊长期处于带菌状态，极易引起感染化脓，因此，应该高度重视慢性泪囊炎，尤其在实施内眼手术前，必须预先治疗。

中医眼科将其称为"漏睛"，首载于《太平圣惠方》，是以内眦部常有黏液或脓液自泪窍泌出为临床特征的眼病。多因风热外袭，停留泪窍，清气不升，浊气不降，积伏日久，腐肉成脓；或因心有伏火，脾胃湿热，上攻泪窍，积聚成脓。患眼局部皮肤红肿，压痛明显，炎症可扩散到眼睑、鼻部和面额部。

本病多见于中老年人，女性多于男性，可单眼或双眼发病。此外，亦有新生儿罹患本病者。

11.1.2 病因病机

(1) 中医病因病机

在《诸病源候论·目病诸候》中认为本病因"风热客于睑眦之间，热搏于血液，令眦内结聚，津液乘之不止，故成脓液不尽"所致。外感风热，停留泪窍，泪道不畅，积伏日久，泪液受染而变稠浊；或心有伏火，脾蕴湿热，流注经络，上攻泪窍，腐而成脓。

(2) 西医病因病机

鼻泪管的狭窄或阻塞，致使泪液滞留于泪囊之内，伴发细菌感染引起。常见的致病菌为肺炎球菌、链球菌、葡萄球菌等，少数为铜绿假单胞菌（绿脓杆菌）和淋病双球菌。本病也与泪道外伤、鼻炎、鼻中隔偏曲等有关。

正常泪道黏膜对细菌的侵袭有一定的抵抗力，泪液中也含有一定抑菌作用成分，因此，正常的泪道功能，是保证泪道不发生感染的先决条件。鼻泪管狭窄或阻塞是发生泪囊炎的基本因素。鼻黏膜或眼结膜的炎症，累及鼻泪管黏膜，使之充血肿胀，管腔狭窄或阻塞，此时的阻塞并不是器质性阻塞。由于泪囊内潴留物滞留，易于细菌生长繁殖，黏膜被细菌感染，炎症进一步加重，充血水肿，形成恶性循环。若细菌毒力不强，泪囊持续慢性炎症，最终形成鼻泪管器质性阻塞。每遇到毒力较强的细菌进入泪囊，即可引起急性发作。

11.1.3 临床表现

根据慢性泪囊炎不同的临床表现，分为卡他性泪囊炎、黏液囊肿、慢性化脓性泪囊炎。

(1) 卡他性泪囊炎

卡他性泪囊炎在发病时，除溢泪外无其他症状。与单纯泪道阻塞相似，伴有内眦部充血和轻度刺激症状。冲洗泪道有黏液性分泌物返流。

(2) 黏液囊肿

由于泪囊内分泌物潴留和泪囊壁的炎症，使泪囊壁失去张力而扩张，在内眦韧带下方形成巨大的青蓝色囊肿，皮肤亦变薄，但不与之粘连，可有轻度压痛。挤压囊肿，泪小点处有大量较透明的黏液溢出。

(3) 慢性化脓性泪囊炎

滞留在泪囊内的分泌物，继发细菌感染，引起泪囊壁的炎症。分泌物由原来的黏液性变为脓性，挤压泪囊区，则有脓性分泌物自泪小点涌出。局部压痛，皮肤局限性充血，结膜炎和溢泪症状更加显著。

11.1.4 临床诊断

(1) 中医诊断

患眼自觉隐涩不舒，不时泪下，拭之又生，眦头常湿且常有黏液或脓液自泪窍沁出。检查可见内眦头皮色如常，或微显红赤，内眦部白睛微赤，或见睛明穴下方微有隆起，按之有黏液或脓液自泪窍沁出。

1) 风热停留证：患眼隐涩不舒，时而泪出，或自觉黏液黏睛，内眦头皮色如常，或睛明穴下方稍显隆起，按之不痛，但见有黏浊泪液自泪窍沁出；可见舌尖红、苔薄白，脉浮数。

2) 心脾湿热证：内眦头微红潮湿，可见脓液浸渍，拭之又生，脓多且稠；按压睛明穴下方时，有脓液从泪窍沁出；小便黄赤；或可见舌红苔黄腻，脉濡数。

(2) 西医诊断

长期溢泪；冲洗泪道，泪道不通；可见黏液性或脓性分泌物自泪点流出；泪囊部可有囊肿或结膜囊内有较多量的脓性分泌物。

（3）鉴别诊断

急性泪囊炎临床上少见，多发生于小儿或青年人。多数为单侧发病，炎症可限于睑部或眶部泪囊，多数为全部泪囊同时发炎。泪囊部突然疼痛、睑外上部肿胀、上外穹隆部结膜水肿、S 状睑缘变形，扪到肿胀的泪腺、颈前淋巴结等，结合患者全身情况，多可明确诊断为急性泪囊炎。但应与邻近组织的急性炎症进行鉴别，如睑部泪囊炎应与眼睑脓肿、麦粒肿及各种原因引起的眼睑水肿相鉴别。眶部泪囊炎主要与眶蜂窝织炎、外侧眶骨膜炎、眶骨髓炎相鉴别。在难以鉴别时可借助于 X 线摄片、B 超、CT 等辅助检查。

11.2　眼针技术在慢性泪囊炎中的临床应用

11.2.1　技术一

取穴　主穴：眼针 1 区、2 区、7 区、8 区、攒竹、四白、迎香。配穴：合谷、风池。

操作规程　每次选主穴平补平泻，留针 40 分钟，20～30 分钟行针一次，期间不断观察患者情况，并嘱患者家属协同留观。

1 区、2 区、7 区、8 区沿眶缘向颞侧皮下斜刺，攒竹平刺 0.3 寸，四白平刺 0.3 寸，迎香向上斜刺 0.3 寸，合谷直刺 0.5 寸，风池向鼻尖方向斜刺 0.5 寸。进针完毕后嘱患者闭眼，坐位或仰卧位。

操作间隔　每天 1 次，10 次为 1 个疗程。

主治　风热停留证：患眼隐涩不舒，时而泪出，或自觉黏液黏睛，内眦头皮色如常，或睛明穴下方稍显隆起，按之不痛，但见有黏浊泪液自泪窍沁出；可见舌尖红、苔薄白，脉浮数。

方药　治以疏风清热。代表方剂白薇丸加减：白薇、石榴皮、白蒺藜、羌活、防风，水煎 400ml，日一剂，早晚分两次，饭后一小时温服。

若黏浊泪液多而稠者，可加银花、连翘、蒲公英，以助清热解毒之功。

11.2.2　技术二

取穴　主穴：眼针 2 区、5 区、6 区、7 区、攒竹、承泣、迎香。配穴：合谷、曲池、风池。

操作规程　每次选主穴平补平泻，留针 40 分钟，20～30 分钟行针一次，期间不断观察患者情况，并嘱患者家属协同留观。

2 区、6 区、7 区沿眶缘向颞侧皮下斜刺，5 区沿眶缘向鼻侧皮下斜刺，攒竹平刺0.3寸，承泣直刺0.5寸，迎香向上斜刺0.3寸，合谷直刺0.5寸，曲池直刺1寸，风池向鼻尖方向斜刺0.5寸。进针完毕后嘱患者闭眼，坐位或仰卧位。

操作间隔 每天1次，10次为1个疗程。

主治 心脾湿热证：内眦头微红潮湿，可见脓液浸渍，拭之又生，脓多且稠；按压睛明穴下方时，有脓液从泪窍沁出；小便黄赤；或可见舌红苔黄腻，脉濡数。

方药 治以清心利湿。代表方剂竹叶泻经汤加减：柴胡、栀子、羌活、升麻、甘草、黄芩、黄连、大黄、茯苓、泽泻、赤芍、决明子、车前子、竹叶，水煎400ml，日一剂，早晚分两次，饭后一小时温服。

脓液多且黄稠者，可去羌活，加天花粉、漏芦、乳香、没药，以加强清热排脓、祛瘀消滞的作用。

（高　芳）

12 细菌性结膜炎

12.1 细菌性结膜炎概述

12.1.1 概念

细菌性结膜炎是一种常见的眼部感染，约占所有结膜炎病例的 5%。患眼可见结膜炎症和脓性渗出物，毒力特强的细菌，如淋球菌引起的细菌性结膜炎可危及视力。细菌性结膜炎临床上根据发病的快慢可分为慢性（数天至数周）、急性或亚急性（几小时至几天）、超急性（21 小时内）；按病情的严重程度可分为轻、中、重度。

中医眼科将其称为"暴风客热"，该病名首载于《银海精微》，由于外感风热，猝然发病，以白睛红赤、眵多黏稠、痒痛交作为主要特征的眼病，又名暴风、暴风客热外障，俗称暴发火眼。本病多为外感风热邪毒，或疫疠之气，或兼有肺胃积热，风热相搏，上攻于目而致。

本病多为双眼患病，突然发生，一般在发病后 3~4 天达到高潮，以后逐渐减轻，1~2 周痊愈，预后良好。若失于调治，则病情迁延，可演变成慢性。本病多发于春、夏、秋季，常以手帕、毛巾、水、手为传染媒介，易在公共场所蔓延，也可散发于学校等集体生活场所。

12.1.2 病因病机

（1）中医病因病机

《证治准绳·杂病·七窍门》中指出本病"乃素养不清，躁急劳苦客感风热，卒然而发也"。骤感风热之邪，风热相搏，客留肺经，上犯白睛而发；若素有肺胃蕴热，则病症更甚。

（2）西医病因病机

常见的致病菌为肺炎球菌、科-威杆菌、流感嗜血杆菌和金黄色葡萄球菌等，常通过手、手帕、毛巾等媒介接触传染。虽然正常的结膜暴露在多种多样的微生物中，但眼表的特异性和非特异性防护机制具有一定的预防感染和使感染局限的作用。泪液不仅能机械地刷洗眼表，清除落在结膜的病原体，还含有免疫球蛋白、溶菌酶等，能杀灭微生物和阻止细菌黏附在结膜表面。结膜表面的正常菌群也能释放抗生素样物质或代谢性产物以抑制病原体的增殖。

另外，完整的眼表上皮和结膜基质中丰富的淋巴组织能充分提供细胞免疫学防卫，眼表温度较低也不利于细菌生长。但有些因素可破坏这些防护机制，导致感染性结膜炎的发生。常见的危险因素有：干眼病，眼睑闭合不全、突眼以及不充分的瞬目等导致的眼球暴露，营养缺乏或吸收不良（如维生素 A 缺乏症），眼局部或全身免疫抑制剂治疗后的免疫低下，泪道阻塞和感染，放射性损伤，外伤，手术，全身感染，外源性接种等。

12.1.3　临床表现

患眼自觉磣涩痒痛，灼热流泪，眵多黏稠。全身可见恶寒发热，鼻塞头痛，溲赤便秘等症。眼部检查可见胞睑红肿、白睛红赤、水肿，胞睑内面红赤，眵多黏稠。严重者可见附有灰白色假膜，易于擦去，但又复生。

（1）超急性细菌性结膜炎

该型结膜炎由奈瑟菌属（淋球菌或脑膜炎球菌）引起。其共同表现为病情急剧进展，大量脓性分泌物，显著的结膜充血、水肿，眼睑水肿，常伴有耳前淋巴结肿大和炎性假膜的形成。其中 15%～40% 的病例有角膜炎的表现，为弥散性上皮雾状混浊、上皮缺损、边缘性角膜浸润或周边溃疡型角膜炎，可迅速进展为角膜穿孔，继而发展成眼内炎。脑膜炎球菌引起者可发展成化脓性脑膜炎，危及患者的生命。

新生儿淋球菌性结膜炎，一般在出生后 2～3 天内发病，双眼常同时受累。病情急剧进展，有畏光、流泪，眼睑高度水肿，重者突出于睑裂之外，可有炎性假膜形成。很快分泌物由病初的浆液性转变为脓性，俗称"脓漏眼"。常有耳前淋巴结肿大。严重病例可并发角膜溃疡和穿孔甚至眼内炎。感染的婴儿可能还伴有其他部位的化脓性炎症，如关节炎、脑膜炎、肺炎或败血症，可危及患儿生命。成人淋球菌性结膜炎潜伏期为 10 小时至 2～3 天，症状与新生儿相似，但相对较轻。

（2）急性或亚急性细菌性结膜炎

该型结膜炎又称"急性卡他性结膜炎"，俗称"红眼病"。潜伏期 1～3 天，急性发病，两眼同时或相隔 1～2 天发病。自觉流泪，异物感，灼热感。由于分泌物多，常使上下睫毛黏在一起，早晨起床时睁眼困难。Koch-Week 杆菌或肺炎球菌引起者可发生结膜下出血斑点。发病 3～4 天时病情达到高潮，以后逐渐减轻。此类细菌性结膜炎有一定的自限性，约一周便可痊愈，偶可并发卡他性边缘性结膜浸润或溃疡。

（3）慢性细菌性结膜炎

慢性细菌性结膜炎主要表现为轻度的睑结膜和球结膜充血及少量黏液脓性渗

出。大部分在清晨起床时明显，没有眼睑水肿和睑结膜的假膜形成，也无角膜炎的表现，可单侧或双侧发病。摩拉克菌可引起眦部结膜炎，伴外眦角皮肤结痂、溃疡形成及睑结膜乳头和滤泡增生。金黄色葡萄球菌引起的结膜炎常伴有溃疡性睑缘炎或角膜周边点状浸润。慢性结膜炎常可找到其他致病原因，如眼睑位置异常、泪液不足、慢性泪囊炎、长期的眼局部激素治疗、全身免疫抑制剂治疗或较差的住所卫生条件和个人卫生状况。

12.1.4　临床诊断

(1) 中医诊断

有与"红眼病"患者接触史，起病急，双眼同时或先后发病。患眼流泪、灼热、磨涩，结膜充血水肿，分泌物增多，严重者眼睑红肿，有脓性液体流出，可累及黑睛。

1) 风热外袭证：患眼痒涩刺痛，羞明流泪，眵多黏稠，白睛红赤，胞睑红肿；可兼见头痛、鼻塞、恶风或便秘；舌质红，苔薄白或微黄，脉浮数。

2) 肺胃积热证：患眼焮热疼痛，刺痒交作，畏光流泪，白睛赤肿；兼见咳嗽痰黄、口渴思饮、便秘溲赤；舌红苔黄，脉数。

(2) 西医诊断

1) 实验室及特殊检查可于发病早期和高峰期，眼分泌物涂片及细菌分离培养后发现病原菌。

2) 结膜上皮刮片可见多形核白细胞增多。

(3) 鉴别诊断

1) 泡性结膜炎：是以结膜泡性结节形成为特征的结膜炎。中医眼科将其称为"金疳"，是一种迟发型免疫反应，最常见的微生物是结核分枝杆菌、金黄色葡萄球菌、白色念珠菌。

2) 流行性出血性结膜炎：中医眼科称为"天行赤眼"，本病发病急骤，传染性极强，24 小时之内双眼可同时或先后发病，常由肠道病毒感染引起，结膜刮片可见单核白细胞增多。

12.2　眼针技术在细菌性结膜炎中的临床应用

12.2.1　技术一

取穴　主穴：眼针1区、3区、4区、7区、睛明、瞳子髎、太阳。配穴：合谷、太冲。

操作规程　每次选主穴平补平泻，留针 40 分钟，20～30 分钟行针一次，期间不断观察患者情况，并嘱患者家属协同留观。

1区、7区沿眶缘向颞侧皮下斜刺，眼针3区、4区沿眶缘向鼻侧皮下斜刺，睛明直刺0.5寸，瞳子髎平刺0.3寸，太阳斜刺0.5寸，合谷、太冲直刺0.5寸。进针完毕后嘱患者闭眼，坐位或仰卧位。

操作间隔 每天1次，10次为1个疗程。

主治 风热外袭证：患眼痒涩刺痛，羞明流泪，眵多黏稠，白睛红赤，胞睑红肿；可兼见头痛，鼻塞，恶风或便秘；舌质红，苔薄白或微黄，脉浮数。

方药 治以疏风清热。代表方剂银翘散加减：金银花、连翘、桔梗、薄荷、竹叶、甘草、荆芥、豆豉、牛蒡子，水煎400ml，日一剂，早晚分两次，饭后一小时温服。

若白睛红赤明显，可加野菊花、蒲公英、紫草、丹皮以清热解毒、凉血退赤。

12.2.2 技术二

取穴 主穴：眼针1区、3区、4区、7区、睛明、太阳。配穴：曲池、合谷。

操作规程 每次选主穴平补平泻，留针40分钟，20~30分钟行针一次，期间不断观察患者情况，并嘱患者家属协同留观。

1区、7区沿眶缘向颞侧皮下斜刺，眼针3区、4区沿眶缘向鼻侧皮下斜刺，睛明直刺0.5寸，合谷直刺0.5寸，太阳斜刺0.5寸，曲池直刺1.5寸。进针完毕后嘱患者闭眼，坐位或仰卧位。

操作间隔 每天1次，10次为1个疗程。

主治 肺胃积热证：患眼焮热疼痛，刺痒交作，畏光流泪，白睛赤肿；兼见咳嗽痰黄，口渴思饮，便秘溲赤；舌红苔黄，脉数。

方药 治以清肺胃热。代表方剂防风通圣散加减：防风、川芎、大黄、赤芍、连翘、麻黄、芒硝、薄荷、当归、滑石、栀子、桔梗、石膏、荆芥、黄芩、生姜，水煎400ml，日一剂，早晚分两次，饭后一小时温服。

若热毒偏盛，去麻黄、川芎、当归辛温之品，宜加蒲公英、金银花、野菊花以清热解毒；若刺痒较重，加蔓荆子、蝉蜕以祛风止痒。

（高 芳）

13 春季结膜炎

13.1 春季结膜炎概述

13.1.1 概念

春季结膜炎又称春季卡他性结膜炎，是一种季节性的免疫性结膜炎。春夏发作，秋冬缓解，每年发病，可持续 5~10 年，有自限性。发病与免疫反应有关，但是过敏原常难以发现。患眼多表现为瘙痒、流泪、畏光和有黏性分泌物，上睑结膜乳头增生呈扁平的铺路石样，或角膜缘部胶样结节，为周期性反复发作的眼病。

中医眼科称为"时复目痒"，本病首载于《眼科菁华录》，多因肺卫不固，风热外侵，上犯白睛，往来于胞睑肌肤腠理之间而致；或脾胃湿热内蕴，复感风邪，风湿热邪相搏，滞于胞睑、白睛所致；也可肝血不足，虚风内动，上犯于目而致。

本病多见于青少年男性，双眼发病，其病程可长达数年或数十年之久，随年龄增长逐渐减轻或痊愈。

13.1.2 春季结膜炎的病因病机

（1）中医病因病机

肺卫不固，风热外侵，上犯白睛，往来于胞睑肌肤腠理之间而致；脾胃湿热内蕴，复感风邪，风湿热邪相搏，滞于胞睑、白睛所致；肝血不足，虚风内动，上犯于目而致。

（2）西医病因病机

春季结膜炎是一种变应性疾病，其中可能涉及多种机制。一般认为，IgE 介导的超敏反应是其最基本的发病机制。本病具有季节性，多伴随其他变应性表现，在病变组织中含有大量的肥大细胞和嗜酸粒细胞。在血清和泪液中具有高水平的特异性 IgE，泪液中肥大细胞和嗜酸粒细胞来源的介质水平增高，肥大细胞稳定剂对轻度患者具有良好的治疗效果。然而，某些证据表明，IgG 介导的反应、嗜碱粒细胞性超敏反应或迟发型超敏反应也可能参与春季结膜炎发生发展。一种或多种环境变应原可能是其超敏反应的触发原因，一般食物作为变应原的机会很少。

13.1.3　临床表现

本病有奇痒、畏光、流泪和异物感等症状，并有黏性分泌物，按其病变部位可分为睑结膜型、角膜缘型。

（1）睑结膜型

该型病变主要位于上睑结膜，开始时整个结膜充血，睑结膜呈乳白色，出现巨大乳头，形状如铺路石样。

（2）角膜缘型

该型表现为角膜缘呈黄褐色或污红色胶样增厚，以上角膜缘明显，球结膜呈扇形充血。

（3）混合型

该型表现为睑结膜和角膜同时出现上述两型改变。双眼奇痒难忍，灼热微痛，磣涩不适，甚则羞明流泪，有白色黏丝样眼眵。胞睑内面有状如铺路卵石样的扁平颗粒，表面似覆一层牛奶，白睛呈污红色；或见黑睛边缘出现黄白色胶样隆起结节，重者结节相互融合，包绕黑睛边缘，白睛呈污红色或黄浊色。上述两种情况可以单独出现，也可同时存在。

13.1.4　诊断

双眼奇痒难忍，周期性反复发作，一般春、夏季发病，秋、冬季缓解。睑内面有扁平颗粒，状如铺路卵石样排列；或见黑睛边缘出现黄白色胶样隆起结节，白睛呈污红色或黄浊色；或两种情况同时存在。

（1）中医诊断

1）外感风热证：眼痒难忍，灼热微痛，有白色黏丝样眼眵，胞睑内面遍生状如小卵石样颗粒，白睛污红；舌淡红，苔薄白，脉浮数。

2）湿热挟风证：患眼奇痒难忍，风吹日晒、揉拭眼部后加剧，泪多眵稠呈黏丝状，睑内面遍生颗粒，状如小卵石排列，白睛污黄，黑白睛交界处呈胶样结节隆起；舌质红，苔黄腻，脉数。

3）血虚生风证：眼痒势轻，时作时止，白睛微显污红；面色少华或萎黄；舌淡脉细。

（2）西医诊断

1）结膜刮片有助于变应性眼病的诊断。正常人结膜不含有嗜酸粒细胞或嗜酸颗粒。因此，在结膜刮片的吉姆萨染色中如发现嗜酸性粒细胞或嗜酸颗粒，提示局部有变应性过程发生。

2）结膜活检组织，在电镜下发现有肥大细胞、嗜碱粒细胞、嗜酸粒细胞和（或）嗜酸性颗粒，也具有相同的临床价值。利用电镜技术可以对肥大细胞及其颗粒进行鉴定和计数。春季结膜炎患者，许多肥大细胞发生了广泛性的脱颗粒，从而使其在光镜下难以辨认。

(3) 鉴别诊断

过敏性结膜炎：有过敏原接触史，离开过敏原后症状可减轻，结膜刮片可见嗜酸粒细胞或嗜酸颗粒。本病主要是由 T 淋巴细胞介导的迟发型过敏反应。常见的过敏原有：染发剂、化妆品、某些药物（青霉素、阿托品、磺胺类）、空气中的粉尘等。临床可见发病急剧，眼睑皮肤红肿，或有小丘疹、渗出液或睑缘炎，球结膜充血水肿，睑结膜面呈污秽色，结膜乳头增生，滤泡形成或有黏液性分泌物。

13.2　眼针技术在春季结膜炎中的临床应用

13.2.1　技术一

取穴　主穴：眼针 1 区、3 区、7 区、睛明、攒竹、太阳。配穴：合谷、曲池。

操作规程　每次选主穴平补平泻，留针 40 分钟，20~30 分钟行针一次，期间不断观察患者情况，并嘱患者家属协同留观。

1 区、7 区沿眶缘向颞侧皮下斜刺，3 区沿眶缘向鼻侧皮下斜刺，睛明直刺 0.5 寸。攒竹平刺 0.3 寸。太阳向下平刺 0.5 寸。合谷直刺 0.5 寸。曲池直刺 1.5 寸。进针完毕后嘱患者闭眼，坐位或仰卧位。

操作间隔　每天 1 次，10 次为 1 个疗程。

主治　外感风热证：眼痒难忍，灼热微痛，有白色黏丝样眼眵，胞睑内面遍生状如小卵石样颗粒，白睛污红；舌淡红，苔薄白，脉浮数。

方药　治以祛风止痒。代表方剂消风散加减：荆芥、羌活、防风、川芎、白僵蚕、蝉蜕、茯苓、陈皮、厚朴、人参、甘草、藿香叶，水煎 400ml，日一剂，早晚分两次，饭后一小时温服。

痒甚者，酌加桑叶、菊花、刺蒺藜以增祛风止痒之功；若白睛红赤、灼热明显者，可加丹皮、赤芍、郁金以凉血消滞退赤。

13.2.2　技术二

取穴　主穴：眼针 1 区、3 区、5 区、7 区、攒竹、太阳、承泣。配穴：合谷、阴陵泉。

操作规程　每次选主穴平补平泻，留针 40 分钟，20～30 分钟行针一次，期间不断观察患者情况，并嘱患者家属协同留观。

1 区、7 区沿眶缘向颞侧皮下斜刺，3 区、5 区沿眶缘向鼻侧皮下斜刺，攒竹平刺 0.3 寸，太阳向下平刺 0.5 寸，承泣直刺 0.5 寸，合谷直刺 0.5 寸，阴陵泉直刺 1 寸。进针完毕后嘱患者闭眼，坐位或仰卧位。

操作间隔　每天 1 次，10 次为 1 个疗程。

主治　湿热挟风证：患眼奇痒难忍，风吹日晒、揉拭眼部后加剧，泪多眵稠呈黏丝状，睑内面遍生颗粒，状如小卵石排列，白睛污黄，黑白睛交界处呈胶样结节隆起；舌质红，苔黄腻，脉数。

方药　治以清热除湿，祛风止痒。代表方剂除湿汤加减方药：连翘、滑石、车前子、枳壳、黄芩、黄连、甘草、陈皮、荆芥、茯苓、防风，水煎 400ml，日一剂，早晚分两次，饭后一小时温服。

13.2.3　技术三

取穴　主穴：眼针 4 区、6 区、7 区、承泣、太阳。配穴：合谷、风池、血海。

操作规程　每次选主穴平补平泻，留针 40 分钟，20～30 分钟行针一次，期间不断观察患者情况，并嘱患者家属协同留观。

6 区、7 区沿眶缘向颞侧皮下斜刺，4 区沿眶缘向鼻侧皮下斜刺，承泣直刺 0.5 寸，太阳斜刺 0.5 寸，合谷直刺 0.5 寸，风池向鼻尖方向斜刺 0.5 寸，血海直刺 1 寸。进针完毕后嘱患者闭眼，坐位或仰卧位。

操作间隔　每天 1 次，10 次为 1 个疗程。

主治　血虚生风证：眼痒势轻，时作时止，白睛微显污红，面色少华或萎黄；舌淡脉细。

方药　治以养血息风。代表方剂四物汤加减：当归、生地、赤芍、川芎，水煎 400ml，日一剂，早晚分两次，饭后一小时温服。

方中宜加白蒺藜、防风以增祛风止痒之功；加炒白术、茯苓、党参以健脾益气，使气血生化有源。

（高　芳）

14 单纯疱疹病毒性角膜炎

14.1 单纯疱疹病毒性角膜炎概述

14.1.1 概念

单纯疱疹性角膜炎是最常见的病毒性角膜炎，据国内外的研究统计，其发病率居各种角膜病之首，是当今世界危害最严重的感染性眼病之一。临床可见患眼磨痛、异物感、畏光流泪及不同程度的视力下降。在角膜病致盲病因中已居首位，由于该病类型多、易复发，尚无理想的治疗方法，且发病机制与免疫有关，重症病例迁延不愈、对药物治疗抵抗等特点，致使本病成为世界性眼科难题之一。

本病多在感冒后发生，常单眼为患，亦可双眼同时或先后发生。中医眼科称其为"聚星障"，首载于《证治准绳》，是指黑睛骤生多个细小星翳，其形或联缀、或团聚，伴有碜涩疼痛、羞明流泪的眼病。本病多因外感风热邪毒，内因肝经伏火，风热火毒相搏，上攻黑睛所致。星翳初起，可伴有风热表证，如星翳扩大，白睛混赤，畏光流泪明显，可伴有肝胆火炽证，如病情日久不愈或反复发作，则为阴虚邪恋证。

14.1.2 病因病机

(1) 中医病因病机

《证治准绳·杂病·七窍门》谓："翳膜者，风热重则有之。"外感风热，伤及黑睛，致生翳障。外邪入里化热，或素有肝经伏火，内外合邪，以致肝胆火炽，灼伤黑睛。素体阴虚，正气不足，或患热病后，津液耗伤，以致阴津亏乏，复感风邪引起。

(2) 西医病因病机

本病是单纯疱疹病毒（HSV）引起的角膜感染，此病毒可分为 1 型和 2 型，大多数眼部疱疹感染由 HSV-1 型引起，HSV-2 型感染部位主要是生殖器，偶尔也会引起眼部感染。

单纯疱疹病毒对人体的感染力很强。由于感染该病毒后，人体可产生相应的抗体，调查 5 岁以上的正常人群，发现该抗体的阳性率为 90%，说明 90% 以上的人群均感染过此病毒。但该病毒第一次进入人体，并不出现病毒感染的临床症状，发病者仅见于免疫力低下的儿童，多为 6 个月至 5 岁的小儿。病愈后该病毒将以亚病毒的形式长期潜伏在三叉神经节的感觉神经细胞内或角膜组织内，当遇到一些特异性刺激，如感冒、发热、情绪波动时，则潜伏的病毒活化并通过轴浆流输送到角膜，即引起角膜炎。

14.1.3　临床表现

常在感冒发热基本好转或痊愈后，或在劳累后发病。其病多见视力不同程度下降。轻者眼内沙涩不适，伴轻微疼痛及畏光流泪等症；重者碜涩疼痛，灼热畏光，热泪频流，多无眵。眼部可见胞睑微红肿，抱轮红赤或白睛混赤，角膜知觉减退。初期黑睛生翳，状如针尖大小，色灰白，少则数颗，多则数十颗，或同时而起，或先后逐渐而生；继则相互融合成树枝状，若病情继续发展，病灶扩大加深，则呈现边缘不齐且表面凸凹的地图状，2% 荧光素液染色检查呈阳性。也有病变位于黑睛深层，肿胀混浊，其形如圆盘状，黑睛后壁可有皱褶，但其表面光滑，2% 荧光素液染色检查呈阴性。

本病严重者多波及黄仁，引起黄仁肿胀，瞳神紧小，神水混浊，甚则黄仁与晶珠粘连，还可发生绿风内障等病。其病位较深者，愈后黑睛遗留瘢痕翳障，可影响视力，甚或失明。

14.1.4　临床诊断

(1) 中医诊断

常有感冒史，或在劳累后发病。不同程度视力下降，沙涩疼痛，畏光流泪。抱轮红赤，黑睛可见星点状或树枝状或地图状混浊，荧光素染色检查阳性；或黑睛深层混浊状如圆盘。病变区知觉减退。

1) 风热客目证：患眼碜痛，羞明流泪，抱轮红赤，黑睛浅层点状混浊，或多或少，或疏散或密聚；伴恶风发热，鼻塞，口干咽痛；苔薄黄，脉浮数。

2) 肝胆火炽证：患眼碜涩疼痛，灼热畏光，热泪频流，白睛混赤，黑睛生翳，扩大加深，呈树枝状或地图状；或兼见胁痛，口苦咽干，溺黄；舌红苔黄，脉弦数。

3) 阴虚挟风证：眼内干涩不适，羞明较轻，抱轮微红，黑睛生翳日久，迁延不愈或时愈时发；常伴口干咽燥；舌红少津，脉细或细数。

(2) 西医诊断

实验室及特殊检查：①角膜组织刮片作病毒分离。②抗体染色技术：上皮刮片荧光抗体染色及房水细胞荧光抗体染色，在被感染的细胞浆或核内可找到特殊的荧光染色区，证明有单纯疱疹病毒存在。

根据单纯疱疹性角膜炎的解剖和病理生理过程不同而提出一种分类法，首先明确病变部位，其次明确是感染性的或是免疫性的，共分四型：

1）感染性上皮性角膜炎：包括树枝状、地图状、边缘性溃疡，这些病变主要是由活动的 HCV 在角膜上皮层复制所致。

2）神经营养性角膜病变：包括点状、上皮缺损、神经营养性溃疡等。它主要由角膜上皮更新受损造成。其发病可能为角膜感觉减退、泪液分泌减少、泪膜破坏、基质炎症、内皮功能紊乱，特别是长期使用抗病毒药物所产生的毒性等多种因素所致。此阶段的病理过程不是以病毒感染和免疫反应为主，而是以上述多种因素参与造成的神经营养障碍性角膜病变为主。

3）基质性角膜炎：分坏死性基质性角膜炎、免疫性基质性角膜炎两种类型。坏死性是由病毒直接侵入角膜基质所致，表现为基质浸润、溃疡、溶解、坏死，临床上较少见。免疫性是由麻疹病毒抗原在角膜基质内，引起抗原-抗体复合物反应。麻疹病毒所致的角膜基质病变可以是原发或复发，也可以继发于感染性上皮角膜炎、神经营养性角膜病变和内皮炎。

4）角膜内皮炎：其发病机制尚不完全明确，主要是角膜内皮层的一种炎症反应，可分为盘状、弥散性、线状的三种类型，与病毒以及免疫反应有关。

14.2 眼针技术在单纯疱疹病毒性角膜炎中的临床应用

14.2.1 技术一

取穴 主穴：眼针1区、2区、3区、5区、睛明、攒竹、瞳子髎。配穴：足三里、合谷。

操作规程 每次选主穴平补平泻，留针40分钟，20~30分钟行针一次，期间不断观察患者情况，并嘱患者家属协同留观。

眼针3区、5区沿眶缘向鼻侧皮下斜刺，1区、2区沿眶缘向颞侧斜刺，睛明直刺0.5寸，攒竹平刺0.3寸，瞳子髎平刺0.3寸，足三里直刺1寸，合谷直刺0.5寸。进针完毕后嘱患者闭眼，坐位或仰卧位。

操作间隔 每天1次，10次为1个疗程。

主治 风热客目证：患眼碜痛，羞明流泪，抱轮红赤，黑睛浅层点状混浊，或多或少，或疏散或密聚；伴恶风发热，鼻塞，口干咽痛；苔薄黄，脉浮数。

方药 治以疏风清热。代表方剂银翘散加减：连翘、银花、桔梗、薄荷、竹叶、甘草、荆芥、豆豉、牛蒡子，水煎400ml，日一剂，早晚分两次，饭后一小时温服。

常于方中加柴胡、黄芩以增祛肝经风热之功；抱轮红赤，热邪较重者，酌加赤芍、丹皮、板蓝根、大青叶、菊花、紫草以助清热散邪、凉血退赤之功；胞睑微红肿、羞明多泪者，可加蔓荆子、防风、桑叶以清肝明目。

14.2.2 技术二

取穴 主穴：眼针2区、4区、5区、睛明、瞳子髎、承泣。配穴：风池、曲池、行间。

操作规程 每次选主穴平补平泻，留针40分钟，20~30分钟行针一次，期间不断观察患者情况，并嘱患者家属协同留观。

眼针2区、4区、5区沿眶缘向鼻侧皮下斜刺，睛明直刺0.5寸，瞳子髎平刺0.3寸，承泣直刺0.5寸，风池向鼻尖方向斜刺0.5寸，曲池直刺1.5寸，行间向上斜刺0.5寸。进针完毕后嘱患者闭眼，坐位或仰卧位。

操作间隔 每天1次，10次为1个疗程。

主治 肝胆火炽证：患眼碜涩疼痛，灼热畏光，热泪频流，白睛混赤，黑睛生翳，扩大加深，呈树枝状或地图状；或兼见胁痛，口苦咽干，溺黄；舌红苔黄，脉弦数。

方药 治以清肝泻火。代表方剂泻青丸加减：当归、龙胆草、川芎、栀子、大黄、羌活、防风，水煎400ml，日一剂，早晚分两次，饭后一小时温服。

方中常加蝉蜕、木贼以退翳明目；小便黄赤者可加车前草、瞿麦、萹蓄以清利小便。

14.2.3 技术三

取穴 主穴：2区、6区、8区、睛明、瞳子髎。配穴：足三里、肝俞、脾俞、肾俞。

操作规程 每次选主穴平补平泻，留针40分钟，20~30分钟行针一次，期间不断观察患者情况，并嘱患者家属协同留观。

眼针2区、6区、8区沿眶缘向颞侧斜刺，睛明直刺0.5寸，瞳子髎平刺0.3寸，足三里直刺1寸，肝俞向脊柱方向斜刺0.5寸，脾俞向脊柱方向斜刺0.5寸，肾俞直刺1寸。进针完毕后嘱患者闭眼，坐位或仰卧位。

操作间隔 每天1次，10次为1个疗程。

主治 阴虚挟风证：眼内干涩不适，羞明较轻，抱轮微红，黑睛生翳日久，迁延不愈或时愈时发；常伴口干咽燥；舌红少津，脉细或细数。

方药　治以滋阴祛风。代表方剂加减地黄丸加减：生地、熟地、牛膝、当归、枳壳、杏仁、羌活、防风，水煎 400ml，日一剂，早晚分两次，饭后一小时温服。

可于方中加菊花、蝉衣以增退翳明目之功；兼气短乏力、眼干涩者，加太子参、麦冬以益气生津；抱轮红赤较明显者，加知母、黄柏以滋阴降火。

（高　芳）

15　细菌性角膜炎

15.1　细菌性角膜炎概述

15.1.1　概念

细菌性角膜炎是由细菌感染引起的角膜炎。它常引起上皮缺损区下面的角膜基质坏死，又称为细菌性角膜溃疡。一些细菌性角膜炎可表现为暴发性发作和迅速发展的基质炎症。如果得不到有效的治疗，常导致进行性的组织破坏，并发角膜穿孔、眼内感染，最终眼球萎缩。即使药物能控制也可导致角膜新生血管形成、瘢痕化、角膜葡萄肿及角膜脂质变性等后遗症，严重影响视力甚至失明。细菌性角膜炎的处理原则为：寻找和除去病因，控制感染，减少角膜组织破坏、瘢痕形成及新生血管形成等。

中医眼科称其为"凝脂翳"，首载于《证治准绳》，是指黑睛生翳，状如凝脂，多伴有黄液上冲的急重眼病。本病多因风轮受伤，复感风热邪毒侵袭；或脏腑热盛，肝胆火炽，蒸灼脉络，上攻于目，以致气血凝滞，热腐成脓，黑睛溃烂。该病病情危急，发展快，应高度重视。

15.1.2　病因病机

(1) 中医病因病机

《诸病源候论·目病诸候·目内有丁候》认为本病因"脏腑热盛，热乘于腑，气冲于目，热气结聚"，而《证治准绳·杂病·七窍门》中指出，若黑睛"四周见有瘀滞者，因血阻道路，清汁不得升运之故。若四周不见瘀滞之甚者，其内络深处，必有阻滞之故"。黑睛外伤，风热邪毒乘虚袭入，触染黑睛所致；素有漏睛者，因邪毒已伏，更易乘伤侵入而发病。风热外邪入里化热，或嗜食辛热炙煿，致脏腑热盛，肝胆火炽，上炎于目，灼伤黑睛。

(2) 西医病因病机

细菌性角膜炎常常发生在角膜上皮损伤后，如农作物擦伤角膜，慢性泪囊炎致使角膜被感染。匐行性角膜炎多为葡萄球菌、肺炎球菌、淋球菌、枯草杆菌等感染所致。绿脓杆菌性角膜炎是由绿脓杆菌感染所致。大多数细菌只有在角膜上皮损伤时方能侵入角膜基质层。细菌一旦进入角膜即发生多形核白细胞趋化，释放蛋白溶酶导致基质坏死，如在绿脓杆菌感染时，菌体释放大量内毒素和外毒素，对角膜组织产生严重的破坏作用，导致角膜组织坏死穿孔。各种细菌均可引起角膜炎，但以葡萄球菌属、链球菌属、假单胞菌属和肠杆菌科为主，约 87% 的细菌性角膜炎是由以上四类细菌所致，其中最主要的致病菌为表皮葡萄球菌、绿脓杆菌。细菌的菌属分布会因地域、环境、生活及卫生条件等因素影响而有所不同。

15.1.3　临床表现

发病急，常在黑睛外伤后 24～48 小时发病。初起症见眼内异物感，患眼涩痛或刺痛，红赤，畏光流泪，眵黄而黏稠，眼睑轻度肿胀，视力下降。病情发展，严重者症见头目剧痛，眼睑红赤肿胀，羞明难睁，热泪如泉，视力剧降。眼部检查初起可见抱轮红赤或白睛混赤，黑睛出现米粒或绿豆大小的混浊，色灰白，边缘不清，表面混浊，中部凹陷，其上如覆薄脂；严重者症见白睛混赤水肿，黑睛如覆凝脂，色黄白，凹陷扩大加深，甚则可延及整个黑睛；常兼黑睛后沉着物、神水混浊或黄液上冲，黄液量多时可遮掩整个瞳神。若病情继续发展，可引起黑睛变薄，甚或穿孔，致黄仁绽出而成蟹睛症。极严重者眵泪、凝脂等均呈黄绿色，可于数日内导致黑睛全溃穿破，或脓攻全珠，眼珠塌陷而失明。

15.1.4　临床诊断

(1) 中医诊断

常有黑睛外伤史，或同时伴有漏睛病史。黑睛米粒样混浊，继则扩大呈圆状、片状，表面浮嫩如凝脂，荧光素染色检查阳性，常伴黄液上冲。若凝脂、眵泪及黄液上冲呈黄绿色者，疑为绿脓杆菌所致。

1）风热壅盛证：病变初起，头目疼痛，羞明流泪，视力减退，抱轮红赤，黑睛生翳，边缘不清，如覆薄脂；可见舌质红，苔薄黄，脉浮数。

2）肝胆火炽证：头眼疼痛明显，强烈羞明，热泪如泉，白睛混赤，黑睛生翳，状如凝脂，神水混浊，黄液上冲；可伴口苦溲黄，舌红苔薄黄，脉弦数。

(2) 西医诊断

由于角膜富含神经，所以疼痛是角膜感染最常见的症状，患眼视力下降，异物感，畏光，流泪，分泌物增多。检查时可见患眼睫状体充血或混合充血，眼睑肿胀，角膜浸润、溃疡，甚至出现后弹性层膨出、穿孔及虹膜脱出，角膜水肿，角膜后壁可出现细小或脓性斑片状沉着物，有时可伴有前房积脓。

1）病灶刮片检查：可对本病进行快速诊断，用小铲刮取溃疡底部和边缘做涂片，甲醇或 95% 乙醇固定 5～10 分钟，然后做革兰染色，紫染细菌为革兰氏阳性菌，红染者为革兰阴性菌，并根据对细菌形态学的观察，初步认定病原菌的种类，对于分枝杆菌和诺卡菌属还可做抗酸染色。

2）细菌培养：该病最终确诊，必须通过细菌培养才能确定。首先进行增菌培养，增菌培基多采用肉汤培基。将细菌分别接种到血琼脂培基、巧克力培基和麦康凯培基进行分离培养，无论革兰阳性菌和阴性菌，在血琼脂培基均可生长，巧克力培基适合于需氧菌如嗜血杆菌的生长，而麦康凯培基中生长的主要是革兰阴性菌，根据细菌的生长状况选择进一步的生化实验，最终采用全自动微生物分析仪选择相应的细菌鉴定卡鉴定细菌。

15.2 眼针技术在细菌性角膜炎中的临床应用

15.2.1 技术一

取穴 主穴：眼针 1 区、3 区、5 区、睛明、攒竹、丝竹空、太阳。配穴：风池、合谷。

操作规程 每次选主穴平补平泻，留针 40 分钟，20~30 分钟行针一次，期间不断观察患者情况，并嘱患者家属协同留观。

1 区沿眶缘向颞侧皮下斜刺，3 区、5 区沿眶缘向鼻侧皮下斜刺，睛明直刺0.5 寸，攒竹平刺 0.3 寸，丝竹空平刺 0.5 寸，太阳斜刺 0.5 寸，风池向鼻尖斜刺 0.5 寸，合谷直刺 0.5 寸。进针完毕后嘱患者闭眼，坐位或仰卧位。

操作间隔 每天 1 次，10 次为 1 个疗程。

主治 风热壅盛证：病变初起，头目疼痛，羞明流泪，视力减退，抱轮红赤，黑睛生翳，边缘不清，如覆薄脂；可见舌质红，苔薄黄，脉浮数。

方药 治以祛风清热。代表方剂新制柴连汤加减：柴胡、黄芩、黄连、赤芍、蔓荆子、栀子、木通、荆芥、防风、甘草、龙胆草，水煎 400ml，日一剂，早晚分两次，饭后一小时温服。

若见白睛混赤者，可加金银花、蒲公英、千里光等以清热解毒。

15.2.2 技术二

取穴 主穴：眼针 3 区、4 区、5 区、8 区、攒竹、瞳子髎、四白。配穴：曲池、足临泣、合谷。

操作规程 每次选主穴平补平泻，留针 40 分钟，20~30 分钟行针一次，期间不断观察患者情况，并嘱患者家属协同留观。

3 区、4 区、5 区沿眶缘向鼻侧皮下斜刺，8 区沿眶缘向颞侧皮下斜刺，攒竹平刺 0.3 寸，瞳子髎平刺 0.3 寸，四白向上平刺 0.3 寸，曲池直刺 1.5 寸，足临泣直刺 0.3 寸，合谷直刺 0.5 寸。进针完毕后嘱患者闭眼，坐位或仰卧位。

操作间隔 每天 1 次，10 次为 1 个疗程。

主治 肝胆火炽证：头眼疼痛明显，强烈羞明，热泪如泉，白睛混赤，黑睛生翳，状如凝脂，神水混浊，黄液上冲；可伴口苦溲黄，舌红苔薄黄，脉弦数。

方药 治以清肝泻火。代表方剂龙胆泻肝汤加减：龙胆草、生地、当归、柴胡、木通、泽泻、车前子、栀子、黄芩、甘草，水煎 400ml，日一剂，早晚分两次，饭后一小时温服。

若见黄液上冲，加野菊花、紫花地丁、败酱草、薏苡仁等以清热解毒排脓；大便燥结者，加大黄、芒硝以泻火通腑。

（高　芳）

16 真菌性角膜炎

16.1 真菌性角膜炎概述

16.1.1 概念

真菌性角膜炎是角膜组织被真菌感染而引起的角膜炎症。真菌感染性疾病近年来日益增多，而真菌性角膜炎的发病率也有升高的趋势。常见的致病菌有镰刀菌属、念珠菌属、曲霉菌属、青霉菌属和酵母菌属等，临床早期可有异物感，尔后逐渐出现眼部疼痛、畏光、流泪，角膜病灶呈灰白色、表面粗糙、微隆起，溃疡周围因胶原溶解而出现浅沟，或因真菌抗原抗体反应形成免疫环，有时可见"伪足"或"卫星灶"，其表面的坏死组织可刮除。角膜后可出现斑块状沉着物，而且伴有黏稠的前房积脓。真菌也可进入前房，导致真菌性眼内炎。

中医眼科称其为"湿翳"，首载于《一草亭目科全书》，是指黑睛生翳，其表面微隆起，状如豆腐渣样，外观干而粗糙的眼病。本病多为外感风热湿邪，内有脾胃湿热，内外合邪交攻于目所致。多见于我国南方温热潮湿气候地区，又以夏秋收割季节更常见。

16.1.2 病因病机

(1) 中医病因病机

本病多发生于气候潮湿炎热的夏秋农忙季节，因稻芒、麦刺、植物的枝叶擦伤黑睛或戴角膜接触镜时损伤黑睛，或黑睛手术后造成轻度黑睛外伤等，致湿毒之邪乘伤侵入，湿邪内蕴化热，熏灼黑睛所致。

(2) 西医病因病机

常见的致病真菌有：曲霉菌、镰刀菌、白色念珠菌、酵母菌、青霉菌等。常发生于植物性外伤以后，任何角膜的植物性外伤都可使得真菌进入角膜的基质，真菌能冲破宿主的防御并能穿透完整的角膜后弹力层，通过产生酶造成角膜组织的坏死，宿主的炎症反应又促进了角膜的破坏，如树枝或农作物擦伤；也可发生在其他角膜上皮缺损后，如角膜接触镜的擦伤或角膜手术后；一些菌种的发病与机体免疫功能失调有关，如全身或眼局部长期大量地使用广谱抗生素、糖皮质激素或免疫制剂等。

16.1.3 临床表现

因黑睛表浅外伤，眼内逐渐出现碜涩不适，继而疼痛，畏光流泪，有黏性分泌物，视力下降。整个病程较长，为2~3个月。

眼部检查可见抱轮红赤或白睛混赤，黑睛生翳，呈圆形或椭圆形或不规则形，与正常组织分界较清楚。翳色灰白，表面微隆起而欠光泽，状如豆腐渣样堆积，外观干燥而粗糙且易刮除，逐渐向四周发展，黑睛后壁出现斑块状沉着物，常伴有黄液上冲，其质大多黏稠，脓量较多，可遮盖大部瞳神，甚则黑睛溃破，黄仁绽出，形成蟹睛。

初起时仅有异物感或刺痛感，伴有视力模糊。有外伤史者，在受伤后数天内可出现角膜溃疡，发展较缓慢。畏光流泪等刺激症状轻重不等。

体征可有眼睑红肿及结膜混合性充血，严重时伴有结膜水肿，由于真菌菌株的不同、感染时间的长短以及个体情况的差异，溃疡形态很不一致。比较典型的溃疡表面粗糙干燥，呈"牙膏样"，略高出平面，溃疡与周围健康角膜分界大多清楚。角膜实质浸润致密，溃疡边缘稍有隆起。病变如处于进展期，可见溃疡周围出现结节状或树根样实质浸润病灶。对于真菌性角膜炎的描述，常可见到以下几种名称。

（1）菌丝苔被

菌丝苔被为附着在溃疡表面的真菌菌丝和坏死组织，色白，一般较干燥透明，微隆起，可被刮除，刮除后的溃疡面较透明。

（2）菌丝灶

菌丝灶是真菌丝长入角膜实质的病灶，表面微隆起，干燥，质地较硬，不易刮除，刮过后的溃疡面仍混浊。

（3）卫星灶

在溃疡周围出现的孤立的、结节状的圆形或类圆形基质浸润灶称为卫星灶，较小，直径为0.5~1.0mm。

（4）伪足

溃疡边缘伸出的树根状的基质浸润灶称为伪足。

（5）反应环

在菌丝灶周围的炎性细胞浸润环，为机体对菌丝的防卫反应，又称"免疫环"。

（6）分界沟

分界沟位于菌丝灶和反应环之间。此处炎症细胞浸润最多，是角膜浅层组织坏死轻度低陷而形成的浅沟。

(7) 内皮斑块

正对菌丝灶后面的角膜内皮常有明显的水肿粗糙及增厚，同时伴有皱褶，常附着有浆糊样的灰白色角膜后沉着物。

真菌性角膜溃疡的发展是由浅层到深层。早期溃疡为浅表性，溃疡底部为致密的实质浸润，继而形成脓疡，脓疡坏死脱落而成溃疡，溃疡表面的坏死组织不断融解脱落，角膜逐渐变薄，后弹力层随之暴露膨出，最后导致穿孔。真菌性角膜溃疡常伴有严重的虹膜睫状体反应，近半数的患者可出现前房积脓，脓液黏稠，往往呈下弦月状。角膜后沉淀物有两种类型，溃疡早期常为棕灰色粉末状或颗粒状，极少伴有前房积脓；另一类为淡黄色浆糊样片状或灰白色斑块状附着于粗糙水肿角膜内皮上，通常伴有前房积脓。抗真菌药物局部应用有效的病例表现为菌丝苔被脱落，角膜浸润停止，溃疡可逐渐愈合。溃疡愈合后，角膜实质仍有浸润及水肿，常需数月才能最终吸收。溃疡愈合过程中可有新生血管伸入。真菌性角膜溃疡愈合，荧光素完全不着色后，短期内仍有复发的可能，应维持较长时间的用药。

16.1.4 临床诊断

(1) 中医诊断

多有树枝、树叶、稻芒、麦刺等植物性黑睛外伤史。黑睛生翳，表面微隆起，状如豆腐渣样，外观干燥而粗糙，泪多黏稠。

1）热重于湿证：患眼碜涩不适，疼痛畏光，流泪黏稠，白睛混赤，黑睛生翳，表面隆起，状如豆腐渣，外观干而粗糙，或见黄液上冲；常伴溺黄便秘；舌红苔黄腻，脉濡数。

2）湿重于热证：患眼畏光流泪，疼痛较轻，白睛红赤或抱轮微红，黑睛外后，新起之翳，表面稍隆起，形圆而色灰白；多伴不思饮食，口淡无味；舌苔白腻而厚，脉缓。

(2) 西医诊断

实验室检查对于诊断真菌性角膜炎至关重要。由于真菌性角膜炎可以出现细菌性角膜炎的所有症状和体征，这两种情况单凭临床表现通常是难以分辨的。因此，为了正确的诊断和治疗，真菌的涂片检查和培养是必不可少的。

对有以下情况之一者，应高度怀疑是角膜真菌感染，应做病原体检查。

1）农村患者，发病前有农作物外伤史或挑出异物史等。

2）溃疡发展程度与病程相比，相对为慢性者。

3）局部较长时间滴用多种抗生素，而溃疡不能控制者。

4）角膜病灶相对干燥，出现"苔被样"物者。

16.2　眼针技术在真菌性角膜炎中的临床应用

16.2.1　技术一

取穴　主穴：眼针1区、2区、3区、8区、攒竹、四白、太阳。配穴：合谷、足三里。

操作规程　每次选主穴平补平泻，留针40分钟，20~30分钟行针一次，期间不断观察患者情况，并嘱患者家属协同留观。

3区沿眶缘向鼻侧皮下斜刺，1区、2区、8区沿眶缘向颞侧斜刺，攒竹平刺0.3寸，四白向上斜刺0.3寸，太阳斜刺0.5寸，合谷直刺0.5寸，足三里直刺1寸。进针完毕后嘱患者闭眼，坐位或仰卧位。

操作间隔　每天1次，10次为1个疗程。

主治　热重于湿证：患眼碜涩不适，疼痛畏光，流泪黏稠，白睛混赤，黑睛生翳，表面隆起，状如豆腐渣，外观干而粗糙，或见黄液上冲；常伴溺黄便秘；舌红苔黄腻，脉濡数。

方药　治以清热化湿。代表方剂甘露消毒丹加减：滑石、茵陈、黄芩、石菖蒲、贝母、木通、藿香、射干、连翘、薄荷、白豆蔻，用法水煎400ml，日一剂，早晚分两次，饭后一小时温服。

黄液上冲较甚者，可加薏苡仁、桔梗、玄参以清热解毒排脓；大便秘结者，可加芒硝、石膏以泻热通腑。

16.2.2　技术二

取穴　主穴：眼针4区、5区、7区、8区、丝竹空、阳白、四白。配穴：行间、足三里。

操作规程　每次选主穴平补平泻，留针40分钟，20~30分钟行针一次，期间不断观察患者情况，并嘱患者家属协同留观。

4区、5区沿眶缘向鼻侧皮下斜刺，7区、8区沿眶缘向颞侧斜刺，丝竹空平刺0.3寸，阳白向下沿皮刺0.3寸，四白向上平刺0.3寸，行间向上斜刺0.5寸，足三里直刺1寸。进针完毕后嘱患者闭眼，坐位或仰卧位。

操作间隔　每天1次，10次为1个疗程。

主治　湿重于热证：患眼畏光流泪，疼痛较轻，白睛红赤或抱轮微红，黑睛外伤后，新起之翳，表面稍隆起，形圆而色灰白；多伴不思饮食，口淡无味；舌苔白腻而厚，脉缓。

　　方药　治以祛湿清热。代表方剂三仁汤加减：杏仁、飞滑石、通草、竹叶、白蔻仁、厚朴、生薏苡仁、半夏，水煎 400ml，日一剂，早晚分两次，饭后一小时温服。

　　若泪液黏稠者，加黄芩、茵陈以清热利湿；口淡纳差者，常加茯苓、苍术以健脾燥湿。

（高　芳）

17 眼干燥症

17.1 眼干燥症概述

17.1.1 概念

目前公认的眼干燥症（干眼症）是以泪液产生减少、黏液分泌异常和睑板腺功能障碍等各种原因引起的泪膜液性成分的绝对和相对缺乏、眼表泪液分布异常、泪液蒸发增加为共同特征的综合征。对于这种干眼症，患者只要注意一下生活方面的调节，往往治疗效果比较好，完全是可以治愈的。但干眼症加重将导致严重的眼表疾病，包括角膜表面磨损、丝状角膜炎和角膜溃疡等并发症最终导致角膜混浊和视力丧失。本病属祖国医学"白涩病"、"神水将枯"、"燥证"等范畴。

干眼是最近几年才引起人们重视的一种疾病，泪液的分泌在正常情况下会随着年龄的增长而减少，所以干眼病的患者以年老者居多。但是近几年，由于长期使用电脑、空气污染等原因，年轻患者不断增多，尤其是白领女性容易患此病。保守估计目前我国至少有 8000 万人患有干眼病。因此，对于干眼症患者来说，应该注意日常生活中的用眼习惯，尤其是秋、冬季节和生活在气候干燥环境中的人，长期佩戴隐形眼镜和使用电脑，或者从事容易对眼睛造成伤害工作的人，他们更应该注意做好干眼症的预防工作，尽量减少干眼症的发生及复发。

17.1.2 病因病机

(1) 中医病因病机

干眼症属中医"燥证"范畴。叶天士认为："燥为干涩不通之疾。"《素问·宣明五论》认为："五脏化液，肝为泪。"故泪液濡润肝窍目。肝肾阴虚，肝之阴液不足，是发生本病的原因，其次是肺，肺为涕，当肺宣降失职，燥伤肺阴不能上荣于目。《太平圣惠方·眼内障论》中："眼通五脏、气贯五轮。"《诸病源候论》指出"夫五脏六腑，皆有津液，通于目者为泪""目，肝之候也，脏腑之精华"。《证治准绳·七窍门》曰："神珠外神水干涩而不莹润……。"《灵枢·口问》也记录了"宗脉感则液道开，液道开故泣涕出焉。液者，所以灌精儒空窍者也；视目小大，故上液之道开，则泣，泣不止则液竭，液竭则精不灌，精不灌则目无所见矣"。这些记载充分论述了本症与五脏六腑的关系，也都说明了津、液是维持正常视觉的重要物质，津液不足会严重影响到视觉功能。当五脏失调，受"燥"所伤，必定会导致肺、肝、肾阴津消耗，不能发挥其作用而发生患眼干涩不爽，瞬目频频，或微畏光，灼热微痒，不耐久视，眵少色白或无眵。热气之外邪，先天不足及久病失养之内伤，以及年高体弱或误治失治等，均可导致津液耗伤、阴血亏耗、精血不足，累及皮肤黏膜、肌肉、关节，深至脏腑而成本病。明代医家赵献可所言："湿热久停，蒸腐气血而成瘀浊"。热毒必伤阴耗气，气虚行血无力则血液瘀滞，加之湿邪阻于血络，气血运行不畅则更容易导致瘀血。

（2）西医病因病机

1）泪液产生减少：分先天性和获得性两大类。先天性泪液减少的疾病包括：家族性自主神经异常、泪腺发育不全（先天无泪腺）、三叉神经发育不全和外胚层发育不全等。获得性泪液减少的疾病包括：自身免疫性疾病、感染、外伤、药物、面神经麻痹、淋巴增殖紊乱等。其中，常见的自身免疫性疾病有干燥综合征、系统性红斑狼疮、多结节性动脉炎、风湿性关节炎及进行性全身硬化症。沙眼、腮腺炎是常见的感染因素。化学烧伤、放射损害和泪腺的手术切除，破坏泪腺组织引起泪液分泌减少。抗组胺药、抗毒蕈碱药、β-肾上腺素受体阻滞剂可影响泪液分泌。淋巴瘤、白血病以及肉样瘤、淀粉样变性、血色素沉着等疾病亦导致干眼症的发生。

2）黏液缺乏：引起黏液缺乏的疾病有：维生素 A 缺乏、Steven-Johnson 综合征、眼类天疱疮病、慢性结膜炎、沙眼、化学烧伤、抗组胺药、抗毒蕈碱药、β受体阻滞剂等。

3）脂缺乏：睑缘瘢痕、眼睑炎症可引起脂缺乏。

4）泪膜扩散损害：常见原因有睑内翻、外翻、缺损，角膜硬化症，瞬目减少或缺失（神经性紊乱、甲状腺功能亢进、使用接触镜、药物、单纯疱疹性角膜炎、麻风），眼睑闭合不全（兔眼症）（夜间兔眼症、甲状腺功能亢进、麻风、上提肌收缩、创伤）。另外，翼状胬肉和睑球粘连等结膜异常疾病和眼球突出均可导致干眼症。

总之，引起干眼症的原因很多，眼部疾病包括局部瘢痕形成、泪腺导管或副泪腺导管阻塞使泪液产生减少；慢性结膜炎形成大面积瘢痕而失去杯状细胞功能；睑板腺疾病使脂层功能丧失。系统性疾病包括皮肤功能紊乱引起的眼部并发症；维生素 A 缺乏导致的杯状细胞黏液产生减少；自身免疫疾病引起泪腺渗透性改变；淋巴增生异常和结缔组织疾病引起腺体的慢性炎症变化。这些最终都将导致干眼症发生。许多药物也可以引起干眼症，如抗抑郁药物盐酸阿米替林、丙米嗪，吩噻嗪类抗精神病药物氟奋乃静、硫利哒嗪、三氟拉嗪，抗组胺药物安他唑啉、扑尔敏、苯海拉明、氯丙嗪等，M 胆碱受体阻断药物阿托品、颠茄、后马托品、丙米嗪等，β 受体阻滞药物安他唑啉（心得宁）、普萘洛尔（心得安）、噻吗洛尔（噻吗心安）等，降压药物甲基多巴，硫脲类抗甲状腺功能亢进药物甲基硫氧嘧啶，麻醉药物吗啡、东莨菪碱等，以及异构视黄醇、大麻均可引起干眼症。

17.1.3　临床表现

干眼症患者最多见的症状是异物感、发痒、黏液分泌增多、眼睑沉重发紧等。泪液产生障碍时会出现畏光、疼痛、眼红和烧灼样感。这些症状通常在下午或晚上较晨起时明显，干燥干旱气候和空气污染环境中加重。

早期干眼症最显著的特征是眼表面看起来完全正常。当有干燥综合征、白血病或类肉瘤病时可出现轻度的泪腺肿大。生物显微镜下最特征的发现是下方泪液弯月面的减低或中断。球结膜将失去正常的光泽，变厚、水肿、充血或下方轻度折叠。轻度干眼症角结膜上皮表面可无损害征象，中度干眼症荧光素着染可显示角膜上皮的损害部位，睑裂区或下方的点状着染。严重的干眼症着染更广泛，在暴露区会出现结膜角质化和角膜前中央区丝状角膜炎，荧光点状着染、融汇和扩散，且有不易治愈或不能治愈的上皮损害。

17.1.4　临床诊断

(1) 中医临床诊断

1) 燥伤肺阴证：症状较轻，表现为眼干涩不爽，泪少，久视易疲劳，甚则视物不清，白睛如常或少许充血；口干、干咳、痰少，舌红，少苔或苔薄黄；伴关节疼痛，或发热、脉浮或细浮。

2) 燥伤肝阴证：眼干涩畏光，咽干口燥，心烦易怒，舌质红绛。

3) 肝肾阴虚证：眼干涩畏光，双眼频眨，视物不清，白睛隐隐淡红，久视则诸症加重；全身可兼见口干少津，腰膝酸软，头昏耳鸣，夜寐多梦，舌红苔薄，脉细。

4) 脾肺湿热证：睑垂目涩，睑内红赤，粗糙混浊，白睛污浊不清；舌苔黄腻，脉滑等。

5) 阴虚湿热证：目珠干燥无光泽，涩黏隐痛，胞睑重坠感，眵黏稠微黄，畏光，视力模糊；口干口燥，胃脘不适，食欲缺乏，大便干结，舌红无苔，脉细数。

6) 病迁延日久而正虚邪恋，气滞血瘀者，目珠干燥无神、干涩、食少腹胀、便溏、叹气状、或口干口黏，女性患者可有月经量少色暗，或有血块，舌质暗或有紫气，苔白或黄腻，脉濡数或涩。

（2）西医临床诊断

1）患者主诉眼睛异物感或沙砾感、发痒、黏液分泌增多、眼睑沉重发紧等。

2）Schirmer 试验是诊断干眼症的最重要试验之一，但仅凭此试验不能确诊或排除干眼症。它是评估水样泪液产生的最简单试验。Schirmer 试验不用局麻时通常用来评估反射性分泌和产生泪液的潜能，5 分钟内湿润长度小于 5mm 则为可疑干眼症。由于它常出现假阳性和假阴性结果，需结合其他诊断试验。

3）荧光染色试验可以观察到角膜的任何上皮损害、表面点状角膜炎的面积或丝状角膜炎。它有助于估计眼表面的暴露范围和种类。国外荧光光度仪的使用，观察了角膜上皮通透性改变，使干眼症定量研究成为可能。

4）泪液膜破裂时间常用来评估泪液膜的稳定性。不同个体和同一个体不同时间此数值均可不同。小于 10 秒提示泪液膜不稳定，小于 5 秒即为异常。黏液缺乏和水样液严重缺乏均使之缩短。

一些研究成果也显示：干眼症患者还具有泪液渗透压增高、乳铁蛋白在反射性泪液分泌中显著减少、溶菌酶产生减少、角膜驻留时间延迟等特征。总之，干眼症确诊依赖于综合评定，包括临床病史、Schirmer 试验异常、泪液膜破裂时间缩短、荧光着色以及实验室检查。

临床上本病容易与慢性结膜炎误诊，两者共同特点是结膜充血和分泌物增多，干眼症是眼泪的数量不足导致的眼部干燥的综合征，结膜炎是细菌或病毒感染引起的眼病，因此相关检查至关重要。

17.2 眼针技术在干眼中的临床应用

17.2.1 技术一

取穴 主穴：眼针 1 区、3 区、球后、睛明、承泣。配穴：太渊、鱼际、尺泽、少商。

操作规程 每次选主穴平补平泻，留针 40 分钟，配穴补太渊，或鱼际、尺泽，或少商针刺放血。眼针 1 区沿眶缘向颞侧皮下斜刺，3 区沿眶缘向鼻侧斜刺，进针时用 0.5 寸毫针进针 0.5 寸；球后、承泣及睛明进针采用 1 寸毫针直刺 0.5~1 寸。其他穴位直刺，进针完毕后嘱患者闭眼，坐位或仰卧位。

留针 40~60 分钟，20~30 分钟行针一次，期间不断观察患者情况，并嘱患者家属协同留观。

操作间隔 每天 1 次，10 次为 1 个疗程。

主治 燥伤肺阴证：患症状较轻，表现为眼干涩不爽，泪少，久视易疲劳，甚则视物不清，白睛如常或少许充血，口干、干咳、痰少，舌红，少苔或苔薄黄，伴关节疼痛，或发热、脉浮或细浮。

方药 治以生津润燥、清宣肺气之品。代表方剂百合固金汤或养阴清肺汤加减：玄参 20g、生地 10g、麦冬 15g、生甘草 6g、薄荷 15g、贝母 15g、丹皮 15g、炒白芍 10g 等。外感燥邪者加防风 9g、蝉蜕 15g、薄荷 10g、芦根 15g、兼有肢体关节疼痛、屈伸不利、皮肤瘙痒或有红斑者加桑枝 9g、桂枝 3g、威灵仙 6g、忍冬藤 15g、牛膝 6g，水煎 400ml，日一剂，早晚分两次，饭后一小时温服。

17.2.2 技术二

取穴 主穴：眼针 4 区、8 区、球后、睛明、承泣、攒竹、丝竹空。配穴：太冲、行间等。

操作规程 每次选主穴平补平泻，留针 40 分钟，配穴补太冲，泻行间，眼针 4 区沿眶缘向鼻侧皮下斜刺，8 区沿眶缘向颞侧斜刺，进针时用 0.5 寸毫针进针 0.5 寸；球后、承泣、睛明、攒竹、丝竹空，进针采用 1 寸毫针直刺 0.5~1寸。其他穴位直刺，进针完毕后嘱患者闭眼，坐位或仰卧位。

留针 40~60 分钟，20~30 分钟行针一次，期间不断观察患者情况，并嘱患者家属协同留观。

操作间隔 每天 1 次，10 次为 1 个疗程。

主治 燥伤肝阴证：眼干涩畏光，咽干口燥，心烦易怒，舌质红绛。

方药 治以养肝补肾润燥之品。代表方剂补肝散、大补阴丸加减：山萸肉 15g、当归 10g、炒五味子 15g、山药 12g、川芎 9g、木瓜 6g、熟地黄 12g、炒白术 10g、独活 6g、炒酸枣仁 20g 等，皮肤有红斑者加穿山甲 6g、露蜂房 3g，水煎 400ml，日一剂，早晚分两次，饭后一小时温服。

17.2.3 技术三

取穴 主穴：眼针 2 区、4 区、8 区、球后、睛明、承泣、攒竹、丝竹空、百会。配穴：太冲、太溪等。

操作规程 每次选主穴平补平泻，留针 40 分钟，配穴补太冲、太溪，眼针 4 区沿眶缘向鼻侧皮下斜刺，2 区、8 区沿眶缘向颞侧斜刺，进针时用 0.5 寸毫针进针 0.5 寸；球后、承泣、睛明、攒竹、丝竹空、百会，进针采用 1 寸毫针直刺 0.5~1寸。其他穴位直刺，进针完毕后嘱患者闭眼，坐位或仰卧位。

留针 40~60 分钟，20~30 分钟行针一次，期间不断观察患者情况，并嘱患者家属协同留观。

操作间隔 每天 1 次，10 次为 1 个疗程。

主治 肝肾阴虚证：眼干涩畏光，双眼频眨，视物不清，白睛隐隐淡红，久视则诸症加重，全身可兼见口干少津，腰膝酸软，头昏耳鸣，夜寐多梦，舌红苔薄，脉细。

方药 治法以滋补肝肾。代表方剂加减六味地黄汤或杞菊地黄丸合二至丸：生地 10g、山萸肉 15g、山药 12g、丹皮 15g、泽泻 6g、茯苓 15g、竹叶 15g，水煎 400ml，日一剂，早晚分两次，饭后一小时温服。

17.2.4 技术四

取穴 主穴：眼针 1 区、3 区、5 区、7 区、球后、睛明、承泣、攒竹、风池、四白。配穴：尺泽、阴陵泉等。

操作规程 每次选主穴平补平泻，留针 40 分钟，配穴泻尺泽、阴陵泉，眼针 3 区、5 区沿眶缘向鼻侧皮下斜刺，1 区、7 区沿眶缘向颞侧斜刺，进针时用 0.5 寸毫针进针 0.5 寸；球后、承泣、睛明、攒竹、风池、四白，进针采用 1 寸毫针直刺 0.5~1 寸。其他穴位直刺，进针完毕后嘱患者闭眼，坐位或仰卧位。

留针 40~60 分钟，20~30 分钟行针一次，期间不断观察患者情况，并嘱患者家属协同留观。

操作间隔 每天 1 次，10 次为 1 个疗程。

主治 脾肺湿热证：睑垂目涩，睑内红赤，粗糙混浊，白睛污浊不清，舌苔黄腻，脉滑等。

方药 治以清热利湿，宣畅气机。代表方剂三仁汤合二妙散加减：杏仁 10g、豆蔻仁 15g、薏苡仁 15g、竹叶 15g、厚朴 10g、通草 6g、法半夏 6g，水煎 400ml，日一剂，早晚分两次，饭后一小时温服。

17.2.5 技术五

取穴 主穴：眼针 4 区、8 区、球后、睛明、承泣、攒竹、风池、四白。配穴：曲池、阴陵泉、三阴交。

操作规程 每次选主穴平补平泻，留针 40 分钟，配穴泻曲池、阴陵泉，补三阴交，眼针 4 区沿眶缘向鼻侧皮下斜刺，8 区沿眶缘向颞侧斜刺，进针时用 0.5 寸毫针进针 0.5 寸；球后、承泣、睛明、攒竹、风池、四白，进针采用 1 寸毫针直刺 0.5~1 寸。其他穴位直刺，进针完毕后嘱患者闭眼，坐位或仰卧位。

留针 40~60 分钟，20~30 分钟行针一次，期间不断观察患者情况，并嘱患者家属协同留观。

操作间隔 每天 1 次，10 次为 1 个疗程。

主治 阴虚湿热证：目珠干燥无光泽，涩黏隐痛，胞睑重坠感，眵黏稠微黄，畏光，视力模糊，口干口燥，胃脘不适，食欲缺乏，大便干结，舌红无苔，脉细数。

方药 治以滋阴清热利湿。代表方剂甘露饮加减：熟地黄15g、生地黄15g、天门冬20g、麦门冬20g、石斛15g、黄芩15g、枇杷叶15g、茵陈6g、枳壳6g、甘草6g，水煎400ml，日一剂，早晚分两次，饭后一小时温服。

17.2.6 技术六

取穴 主穴：眼针1区、3区、4区、5区、球后、睛明、承泣、攒竹、风池、丝竹空、四白。配穴：气海、肾俞、膈俞。

操作规程 每次选主穴平补平泻，留针40分钟，配穴补气海、肾俞，膈俞放血，眼针4区、5区沿眶缘向鼻侧皮下斜刺，1区、3区沿眶缘向颞侧斜刺，进针时用0.5寸毫针进针0.5寸；球后、承泣、睛明、攒竹、丝竹空、风池、四白，进针采用1寸毫针直刺0.5~1寸。其他穴位直刺，进针完毕后嘱患者闭眼，坐位或仰卧位。

留针40~60分钟，20~30分钟行针一次，期间不断观察患者情况，并嘱患者家属协同留观。

操作间隔 每天1次，10次为1个疗程。

主治 病迁延日久而正虚邪恋，气滞血瘀者，目珠干燥无神、干涩、食少腹胀、便溏、叹气状或口干口黏，女性患者可有月经量少色暗，或有血块，舌质暗或有紫气，苔白或黄腻，脉濡数或涩。

方药 滋阴养血、活血化瘀、疏肝理气之品，效果也很好。

（王　栋）

18 葡萄膜炎

18.1 葡萄膜炎概述

18.1.1 概念

葡萄膜炎是虹膜、睫状体、脉络膜的炎症。虹膜和睫状体的血液供给同为虹膜大环，故两者经常同时发炎，称为虹膜睫状体炎。如果脉络膜也同时发炎，则称为葡萄膜炎，属自身免疫性葡萄膜疾病，其致病抗原（如视网膜可溶性抗原、视网膜光感受细胞间结合蛋白等）诱发异常免疫应答，通过特异性细胞毒作用、免疫复合物反应、迟发型超敏反应等导致葡萄膜炎症和损伤。葡萄膜炎是一种多发于青壮年的眼病，种类繁多，病因相当复杂，治疗不当可导致失明，在致盲眼病中占有重要地位，已引起世界范围内的重视。葡萄膜炎属于祖国医学的"瞳神缩小"、"瞳神紧小"、"瞳神干缺"、"瞳神缺陷"等范畴。

葡萄膜在眼内解剖部位分为虹膜、睫状体和脉络膜，其组织结构紧密连接，具有丰富的色素和血管，血液供应均来自睫状动脉系统。葡萄膜炎常划分为前葡萄膜炎、中间葡萄膜炎、后葡萄膜炎及全葡萄膜炎。前葡萄膜炎主要局限于眼前节，包括虹膜炎和虹膜睫状体炎。中间葡萄膜炎亦称周边葡萄膜炎，炎症主要累及葡萄膜的中部，在睫状体和平坦部区紧靠虹膜后面和晶状体。后葡萄膜炎意味着视网膜炎、脉络膜炎或视神经炎的任一种。全葡萄膜炎意指炎症累及葡萄膜的所有部分，包括前部、中间和后部的结构。

葡萄膜炎是眼科急重症难治之病，由于发病急、变化快、反复发作，并出现严重并发症，严重影响视力，甚至失明，给患者带来巨大痛苦。由于其发病及复发机制尚不完全清楚，故其预防无从着手，治疗效果也很不理想。因此，寻求合理而有效的治疗药物，已成为眼科领域里一个亟待解决的问题。

18.1.2 病因病机

(1) 中医病因病机

由于外邪侵袭，或有内热毒、瘀所导致，与遗传、体质、环境、外感、饮食、劳倦、外伤等致病原因有关，急性期以实证表现为主，反复发作则以虚证或虚实夹杂表现。本病多与肝、肾、脾三脏功能失调有关。肝为多气多血之脏，肝主疏泄，肝开窍于目，肝经风热或肝郁化火，热邪上扰，灼伤眼仁，或嗜好肥甘厚味，酿成脾胃湿热，热邪上蒸于目，熏灼瞳仁，或素体阴虚，病久伤阴，肝肾阴亏，虚火上炎，目睛受损，或由眼部邻近组织病变波及眼内脉络致使病邪深入，气血瘀积，血循环障碍而致病。

本病以瞳神失去其正常之展缩功能，持续缩小，甚至小如针孔为特征。临床表现较为复杂，应详察细辨。轻证多见头痛、眼痛拒按、入夜尤甚、视力锐减，抱轮红赤，神水混浊或见絮状物，黄仁肿胀晦暗，纹理不清，瞳神紧小；重证可并发黄液上冲，若黄仁与其后之晶珠黏着，以致瞳神边缘参差，形如锯齿状或梅花状，阴看不大，阳看不小。

(2) 西医病因病机

葡萄膜炎的发病原因和机制相当复杂，多数为自身免疫性疾病、外伤感染，且与气候、环境、生活方式等多种因素有密切联系。葡萄膜炎主要分为感染性和非感染性两大类。感染性是由细菌、病毒、真菌、立克次体、寄生虫等病原体感染所致。非感染性又分为外源性和内源性。其中葡萄膜炎按致病因素来源又可分为三类。

1) 外因性原因：是由外界致病因素所致。①感染性：如细菌、真菌等经外伤或手术创口直接进入眼内，易引起化脓性炎症。②非感染性：如机械性、化学性和热烧伤等均可引起葡萄膜炎，往往伴有眼部其他改变。

2) 继发性原因：是其他疾病继发引起的眼部葡萄膜炎症，多为邻近眼组织炎症的蔓延，如严重的角膜炎或巩膜炎可引起虹膜睫状体炎。眼内毒素或刺激物继发引起，如失明萎缩变性的眼球、长期视网膜脱离、眼内反复陈旧性出血以及恶性肿瘤坏死都可引起葡萄膜炎。

3) 内因性原因：是由机体内致病因素引起。①感染性：病原体或其产物通过血行播散，从身体其他部位进入眼内，如有明显感染灶的转移或发生于感染源已清楚的疾病过程中。其中结核、梅毒、钩端螺旋体病等细菌感染或单纯疱疹、带状疱疹等病毒感染或弓形体病等原虫感染以及蛔虫、囊虫等寄生虫感染等都可能引起葡萄膜炎。②非感染性：很多内因性葡萄膜炎检查不出病原体，往往有免疫异常表现，如晶状体源性葡萄膜炎、交感性眼炎、Fuchs 虹膜异色性虹膜睫状体炎、中间葡萄膜炎等，或伴有全身病，如风湿病关节炎的前葡萄膜炎、Vogt-小柳-原田病、Behcet 病、系统性红斑性狼疮、结节病等。

18.1.3 临床表现

葡萄膜炎主要以疼痛、畏光、流泪、视力减退、眼前闪光和黑影飞舞、或有小视症和大视症为症状特征，严重者可仅存手动或光感，甚至失明；眼部检查可发现睫状充血，角膜后沉着物，房水混浊，虹膜纹理不清，瞳孔缩小或后粘连而变形，玻璃体混浊，视网膜、脉络膜及其血管炎性病变（出血、渗出、水肿等），眼底呈散在性或弥散性灰、白、黄色病灶，甚至视网膜坏死、脱离等体征，还可出现并发性白内障、继发性青光眼、增殖性玻璃体视网膜病变、眼球萎缩等。

（1）前葡萄膜炎

前葡萄膜炎表现为眼痛、畏光、流泪、视力下降，睫状充血或混合充血，房水混浊、角膜后有沉着物，甚则前房纤维渗出或前房积脓，虹膜肿胀，纹理不清，瞳孔后粘连，伴见全身病变表现。

（2）中间葡萄膜炎

中间葡萄膜炎发病隐袭，多不能确定发病时间。患者起初可不出现任何症状，当症状加重时，患者可出现飞蚊症、视物模糊、暂时性近视等症状。若病变侵及黄斑或者出现白内障时，患者的视力可明显下降。

借助眼部检查可诊断此病，发现患者的玻璃体为雪球样混浊或雪堤样改变，周边视网膜血管发生炎症改变等。

（3）后葡萄膜炎

后葡萄膜炎者见视力严重下降，视力减退程度取决于病变部位和玻璃体混浊的程度。如发生在黄斑部，严重影响视力，闪光感，为炎症引起的视网膜刺激症状；视力变形，为水肿或渗出导致视网膜、视细胞排列紊乱所致。

眼底检查可见多处渗出灶，视网膜水肿及眼底出血；晚期患者可见眼底色素沉着，晚霞状眼底，瘢痕，增殖性改变以及网膜下新生血管。

（4）全葡萄膜炎

当虹膜、睫状体及脉络膜同时或先后发生炎症时，称为全葡萄膜炎。

18.1.4　临床诊断

（1）中医临床诊断

1）肝胆湿热型：可见于葡萄膜炎的早期、急性期。其特点为突发眼病，眼痛畏光，视物模糊，睫状体充血或混合充血，瞳孔缩小，房水闪辉甚或见浮游体，玻璃体混浊，眼底可有水肿及渗出。全身伴有口苦咽干，便干溲赤，舌红苔黄，脉弦数。

2）脾胃湿热型：此型在葡萄膜炎的急性期及慢性期均可以见到，特点是反复发作，缠绵难愈，眼痛充血，色暗红，角膜后沉着物，伴有头身沉重，关节酸软，舌苔黄腻，脉濡数。

3）肝肾阴虚型：多见于葡萄膜炎中后期，特点是久病难愈，反复发作，眼部涩痛，视物昏朦，局部充血较轻，角膜后沉着物，玻璃体混浊，眼底有陈旧性病灶，伴有心烦失眠，口干咽燥，潮热盗汗，舌红少苔，脉细数。

4）气滞血瘀型：此型在葡萄膜炎的急性期及慢性期均可以见到，也可兼见于其他证型。眼痛充血，色暗红，角膜后沉着物，前房混浊，虹膜纹理不清，后粘连或瞳孔缺如不圆，眼底出血，可伴有头痛，关节酸痛甚或变形，舌红苔白有瘀点，脉细涩。

(2) 西医临床诊断

1）前葡萄膜炎的患者自觉怕光，眼痛，头痛。其原因是虹膜睫状体的感觉神经末稍受炎症刺激。有时可反射地引起三叉神经分布区的疼痛。视力减退多因角膜水肿、沉降物，房水混浊或渗出物遮挡瞳孔，影响光线透入。查体可见睫状充血，房水混浊，KP，虹膜纹理不清，瞳孔缩小，虹膜后粘连部分虹膜后粘连，眼压升高（病程早期炎症影响睫状突的分泌可有短暂低眼压。有时因房水黏稠，排出速率下降，眼压可呈短期增高。一旦房水排出完全受阻则表现继发性青光眼。此期鉴别诊断尤为重要）。

2）中间葡萄膜炎呈现睫状体平坦部的雪堤样典型病变表现。

3）后葡萄膜炎时，因脉络膜无感觉神经，患者无痛感。炎症初期因视网膜的光感觉器细胞受刺激，可有眼前闪光感。炎性产物进入玻璃体时，表现为玻璃体混浊，诉眼前有黑点飘动，视力呈不同程度下降，玻璃体混浊程度随炎症发展而加重。当黄斑部累水肿时，光感受器细胞排列改变，主觉视物变形，视物显大、显小征，视力锐减。当周边视网膜广泛受损时可表现夜盲症。视野检查有实性或虚性暗点。检查可见外眼正常，检眼镜下可查见玻璃体内点状、絮状物悬浮，逆眼球转动方向运动。急性期有黄白色、斑片状渗出，部分融合。病灶微隆起，这是由于脉络膜血管扩张、渗透性增强，引起局限性水肿和细胞浸润所致。病变相应处视网膜亦可受累，病变吸收后，轻证者不显痕迹，重证者因色素上皮病变产生色素脱失或繁殖；脉络膜中、小血管层萎缩，大血管裸露；若全层萎缩则巩膜暴露，形成黑白相间的典型萎缩斑。

18.2　眼针技术在葡萄膜炎中的临床应用

18.2.1　技术一

取穴　主穴：眼针4区、8区、球后、睛明、承泣、攒竹、风池、四白。配穴：侠溪、阳陵泉。

操作规程　每次选主穴平补平泻，留针40分钟，配穴泻侠溪、阳陵泉，眼针4区沿眶缘向鼻侧皮下斜刺，8区沿眶缘向颞侧斜刺，进针时用0.5寸毫针进针 0.5 寸；球后、承泣、睛明、攒竹、风池、四白，进针采用 1 寸毫针直刺 0.5 ~ 1 寸。其他穴位直刺，进针完毕后嘱患者闭眼，坐位或仰卧位。

留针 40 ~ 60 分钟，20 ~ 30 分钟行针一次，期间不断观察患者情况，并嘱患者家属协同留观。

操作间隔 每天 1 次，10 次为 1 个疗程。

主治 肝胆湿热型：可见于葡萄膜炎的早期、急性期。其特点为突发眼病，眼痛畏光，视物模糊，睫状充血或混合充血，瞳孔缩小，房水闪辉甚或见浮游体，玻璃体混浊，眼底可有水肿及渗出。全身伴有口苦咽干，便干溲赤，舌红苔黄，脉弦数。

方药 治以清热利湿，宣畅气机。代表方剂龙胆泻肝汤加减，龙胆草 3 ~ 6g、黄芩 15g、柴胡 15g、甘草 6g、生地 10g、车前子 15g、川木通 6g、山栀子 12g、当归 10g，水煎 400ml，日一剂，早晚分两次，饭后一小时温服。

18.2.2 技术二

取穴 主穴：眼针 3 区、5 区、1 区、7 区、睛明、承泣、攒竹、风池、四白。配穴：尺泽、阴陵泉等。

操作规程 每次选主穴平补平泻，留针 40 分钟，配穴泻尺泽、阴陵泉，眼针 3 区、5 区沿眶缘向鼻侧皮下斜刺，1 区、7 区沿眶缘向颞侧斜刺，进针时用 0.5 寸毫针进针 0.5 寸；承泣、睛明、攒竹、风池、四白，进针采用 1 寸毫针直刺 0.5 ~ 1 寸。其他穴位直刺，进针完毕后嘱患者闭眼，坐位或仰卧位。

留针 40 ~ 60 分钟，20 ~ 30 分钟行针一次，期间不断观察患者情况，并嘱患者家属协同留观。

操作间隔 每天 1 次，10 次为 1 个疗程。

主治 脾胃湿热型：此型在葡萄膜炎的急性期及慢性期均可以见到，特点是反复发作，缠绵难愈，眼痛充血，色暗红，角膜后沉着物，伴有头身沉重，关节酸软，舌苔黄腻，脉濡数。

方药 治以清热利湿，宣畅气机。代表方剂三仁汤合二妙散加减：杏仁 10g、豆蔻仁 15g、薏苡仁 15g、竹叶 15g、厚朴 10g、通草 6g、法半夏 6g，水煎 400ml，日一剂，早晚分两次，饭后一小时温服。

18.2.3 技术三

取穴 主穴：眼针 4 区、2 区、8 区、球后、睛明、承泣、攒竹、丝竹空、百会。配穴：太冲、太溪等。

操作规程 每次选主穴平补平泻，留针 40 分钟，配穴补太冲、太溪，眼针 4

区沿眶缘向鼻侧皮下斜刺，2 区、8 区沿眶缘向颞侧斜刺，进针时用 0.5 寸毫针进针 0.5 寸；球后、承泣、睛明、攒竹、丝竹空、百会，进针采用 1 寸毫针直刺 0.5~1 寸。其他穴位直刺，进针完毕后嘱患者闭眼，坐位或仰卧位。

留针 40~60 分钟，20~30 分钟行针一次，期间不断观察患者情况，并嘱患者家属协同留观。

操作间隔 每天 1 次，10 次为 1 个疗程。

主治 肝肾阴虚型：多见于葡萄膜炎中后期，特点是久病难愈，反复发作，眼部涩痛，视物昏朦，局部充血较轻，角膜后沉着物，玻璃体混浊，眼底有陈旧性病灶，伴有心烦失眠，口干咽燥，潮热盗汗，舌红少苔，脉细数。

方药 治以滋补肝肾。代表方剂加减六味地黄汤或杞菊地黄丸合二至丸：生地 10g、山萸肉 15g、山药 12g、丹皮 15g、泽泻 6g、茯苓 15g、竹叶 15g，水煎 400ml，日一剂，早晚分两次，饭后一小时温服。

18.2.4 技术四

取穴 主穴：眼针 2 区、4 区、6 区、8 区、球后、睛明、承泣、攒竹、风池、丝竹空、四白。配穴：支沟、膈俞。

操作规程 每次选主穴平补平泻，留针 40 分钟，配穴泻支沟，膈俞放血，眼针 2 区、6 区、8 区沿眶缘向颞侧皮下斜刺，4 区沿眶缘向鼻侧眶缘斜刺，进针时用 0.5 寸毫针进针 0.5 寸；球后、承泣、睛明、攒竹、丝竹空、百会，进针采用 1 寸毫针直刺 0.5~1 寸。其他穴位直刺，进针完毕后嘱患者闭眼，坐位或仰卧位。

留针 40~60 分钟，20~30 分钟行针一次，期间不断观察患者情况，并嘱患者家属协同留观。

操作间隔 每天 1 次，10 次为 1 个疗程。

主治 气滞血瘀型：此型在葡萄膜炎的急性期及慢性期均可以见到，也可兼见于其他证型。眼痛充血，色暗红，角膜后沉着物，前房混浊，虹膜纹理不清，后粘连或瞳孔缺曲不圆，眼底充血，可伴有头痛，关节酸痛甚或变形，舌红苔白有瘀点，脉细涩。

方药 治以活血祛瘀，疏肝理气。代表方剂血府逐瘀汤：桃仁 15g、红花 15g、当归 10g、生地 10g、川芎 9g、牛膝 9g、赤芍 10g、桔梗 6g、枳壳 6g，水煎 400ml，日一剂，早晚分两次，饭后一小时温服。

（王　栋）

19 白内障

19.1 白内障概述

19.1.1 概述

晶状体混浊就称为白内障，当各种原因引起房水成分和晶状体囊通透性改变及代谢紊乱时，晶状体蛋白变性，纤维出现水隙、空泡、细胞上皮增殖等改变，透明晶状体变为混浊即形成白内障。

晶状体轻度混浊不影响视力者没有临床意义，当混浊使视力下降时，才认为是临床意义的白内障。在流行病学调查中，将晶状体混浊并使视力下降到 0.7 或 0.7 以下者作为诊断指标。

老年性白内障是一种多见的，后天形成的原发性白内障。一般为双侧发病，但混浊程度、发展速度与成熟早晚均有不同。多发生于 50 岁以上的老人，其发病率在 50~60 岁时为 60%~70%，在 70 岁以上者为 80%。根据发生部位可分为皮质性（约占 70%）、核性（约占 20%），其他为混合性，单纯囊膜性极其少见。皮质性又可分为周边型、后皮质囊下型及核周型。

19.1.2 病因病机

（1）中医病因病机

1）先天不足所致。

2）年老体弱，肝肾阴亏，精气不能上荣于目。

3）脾胃虚弱，运化不足，精微不化，精气失充养而致。

4）肝经风热上攻于目系。

5）阴虚湿热熏蒸于目亦可发生。

6）外伤或因头部、眼部遭受剧烈震击，而至神水受伤，晶珠混浊而成。

（2）西医病因病机

随着年龄的增长，人体生理功能的老化，机体新陈代谢率降低，晶状体的代谢功能也缓慢地发生着退行性变化。晶状体所需营养素缺乏，例如，维生素类、谷胱甘肽、多种氨基酸及各种微量元素等，并发生比例失调。此外，由于长期受紫外线的辐射而产生自由基，使晶状体内的谷胱甘肽降低，引起混浊发生。晶状体早期老化表现为晶状体细胞逐渐脱水并紧缩到中心部，核部纤维组织增多，硬化的核呈暗黄色，其屈光指数增高，在核部周围的皮质由于纤维吸水发生水肿、变性、液化，继而形成蛋白质凝固，并出现灰白色囊样腔。此外，在晶状体囊上、虹膜、角膜、前房角等处可见脱屑和色素颗粒。

19.1.3　临床表现

初起眼不红不痛，自觉眼前有黑花飞舞，视物微昏，或视灯光、明月有数个，或视近尚清，视远昏矇，或暗处视清，明处视矇。随着病情发展，视物昏矇加重，目力渐降，仅能辨人物，甚者仅存光感，但能知昼知夜，一眼先患，后相牵俱损，或双眼同时罹病。

查视眼部可见眼外观端好，瞳孔圆整无缺，展缩如常。在病变早期，用药物散大瞳神可见晶珠周边呈点状或冰棱状混浊，后渐向中心发展而全混浊。晶珠呈不同色泽，或白或微黄或粉青或棕黄混浊，形状各异，如星、如半月、如剑脊、如锯齿、如枣花，或如水银之状，或淡白如鱼鳞。若能窥进眼底者，无病可查。电筒侧照，黄仁阴影呈新月形投影于晶珠表面者，终致晶珠全混，遮蔽瞳内。电筒侧照，黄仁阴影消失，目力仅存光感，能辨红绿色觉，眼压正常者，属翳定障老，为手术最佳时机。日久混浊之晶珠缩小，翳心如冰棱而下沉。前房加深，黄仁可出现震颤，甚至并发他证，给手术带来困难。此外，因晶珠肿胀，黄仁膨隆，眼胀头痛，眼压增高时，应降压和手术治疗。

19.1.4　临床诊断

(1) 中医诊断

年龄在 50 岁以上，眼不红不痛，视力渐降，或视物昏矇，或眼前有黑花飞舞。晶珠呈不同形态的混浊，或晶珠全混。眼外轮廓端好，瞳孔展缩如常，眼底无病变。经历年久，渐至失明，双目可同时起病，亦可先后罹病，间隔长短因人而异。仅存光感时，光定位准，红绿色觉正常，眼压正常。临床分型如下。

1）肝热上扰证：视物不清，视力缓降，晶珠混浊，或有眵泪，目涩胀；时有头昏痛，口苦咽干便结；舌红苔薄黄，脉弦或弦数。

2）肝肾不足证：视物昏花，视力缓降，晶珠混浊；或头晕耳鸣，少寐健忘，腰酸腿软，口干；舌红苔少，脉细。或见耳鸣耳聋，潮热盗汗，虚烦不寐，口咽干痛，小便黄少，大便秘；舌红少津，苔薄黄，脉细弦数。或烦热口臭，大便不爽；舌红苔黄腻。

3）脾气虚弱证：视物模糊，视力缓降，晶珠混浊，或见晶珠混浊，视近尚明而视远模糊等；伴面色萎黄，少气懒言，肢体倦怠；舌淡苔白，脉缓弱。

（2）西医诊断

多发生于50岁以上的老年人，为双眼发病。患者自觉渐进性、无痛性视力减退。视力障碍出现的时间因晶状体混浊部位不同而异，并可有单眼复视、多视和屈光改变等。以下为不同类型的晶状体混浊。

1）皮质性白内障：初发期散瞳后可见到眼底红反光中有黑色楔形暗影，瞳孔区仍透明。

在未成熟期晶状体前囊下皮质尚未完全混浊，用斜照法检查时，可在光源同侧瞳孔区看到新月形投影，这是此期的特征。成熟期混浊扩展到整个晶状体，皮质水肿减退，晶状体呈灰白色或乳白色。过熟期可见虹膜震颤现象。

2）核性白内障：晶状体混浊多从胚胎核开始，逐渐扩展至成人核，核的密度增大，屈光指数增加，早期周边部皮质仍为透明。

3）后囊下白内障：在晶状体后极部囊下的皮质浅层出现金黄色或白色颗粒，其中夹杂着小空泡，整个晶状体混浊区呈盘状，常与皮质及核混浊同时存在。

（3）鉴别诊断

本病应与玻璃体混浊相鉴别，两者都有眼前黑影，白内障发生于晶状体，眼前黑影不随眼球运动而飘动；玻璃体混浊发生在玻璃体，眼前黑影随眼球运动而飘动。

19.2　眼针技术在白内障中的临床应用

19.2.1　技术一

取穴　主穴：眼针5区、4区、风池、承泣、上星、球后。配穴：窍阴、丘墟、中都、外丘、光明。

操作规程　每次选主穴平补平泻，留针40分钟，眼针5区沿眶缘向鼻侧斜刺，4区沿眶缘向鼻侧皮下斜刺，进针时用0.5寸毫针进针0.5寸，风池垂直向同侧口角方向刺入0.8～1寸，平耳垂水平，略斜向下，务使针感走达眼区或眼球部，眼球有酸困、收缩、胀感为佳。承泣针从眶下缘中点与眼球之间，紧贴眶缘垂直刺入眼球下，上星平刺0.5寸，球后进针时嘱咐患者眼睛向上看，用手指轻轻固定眼球，针尖略向上方朝视神经孔方向垂直刺入1～1.5寸，窍阴直刺0.1～0.2寸，丘墟直刺0.5～0.8寸，中都平刺0.5～0.8寸，外丘直刺0.5～0.8寸，光明直刺1寸。进针完毕后嘱患者闭眼，坐位或仰卧位。

留针40～60分钟，20～30分钟行针一次，期间不断观察患者情况，并嘱患者家属协同留观。

操作间隔　每天1次，10次为1个疗程。

主治 肝热上扰证：视物不清，视力缓降，晶珠混浊，或有眵泪，目涩胀；时有头昏痛，口苦咽干便结；舌红苔薄黄，脉弦或弦数。

方药 治以清热平肝、明目退障之品。代表方剂石决明散加减：石决明 12g、决明子 12g、赤芍 9g、青葙子 9g、麦冬 12g、羌活 9g、栀子 9g、木贼 6g、大黄 6g、荆芥 6g。因邪热为患，口苦便结者去方中性味辛温的羌活；肝热不甚，无口苦便结者，可去方中栀子、大黄；肝热挟风，头昏痛者，可酌加黄芩 10g、桑叶 12g、菊花 8g、蔓荆子 10g、钩藤 10g、刺蒺藜 10g，以助清热平肝、明目退障之功；口苦咽干甚者，加生地 12g、玄参 10g，以清热生津。水煎 400ml，日一剂，早晚分两次，饭后一小时温服。

19.2.2 技术二

取穴 主穴：眼针 2 区、4 区、百会、睛明、承泣、攒竹。配穴：命门、委中、飞扬、大钟、太溪、京门、中极。

操作规程 每次选主穴平补平泻，留针 40 分钟，眼 2 区沿眶缘向鼻侧斜刺，4 区沿眶缘向鼻侧皮下斜刺，进针时用 0.5 寸毫针进针 0.5 寸，百会平刺 0.5 寸，睛明进针时先将眼球以手指向外侧固定，紧靠眶缘垂直刺入 0.5~1 寸，承泣进针从眶下缘中点与眼球之间，紧贴眶缘垂直刺入眼球下，攒竹平刺 0.5 寸，命门直刺 0.5 寸，委中直刺 1 寸，飞扬直刺 1 寸，大钟直刺 0.5 寸，太溪直刺 1 寸，京门斜刺 1 寸，中极直刺 0.5 寸。进针完毕后嘱患者闭眼，坐位或仰卧位。

留针 40~60 分钟，20~30 分钟行针一次，期间不断观察患者情况，并嘱患者家属协同留观。

操作间隔 每天 1 次，10 次为 1 个疗程。

主治 肝肾不足证：视物昏花，视力缓降，晶珠混浊；或头晕耳鸣，少寐健忘，腰酸腿软，口干；舌红苔少，脉细。或见耳鸣耳聋，潮热盗汗，虚烦不寐，口咽干痛，小便黄少，大便秘；舌红少津，苔薄黄，脉细弦数。或烦热口臭，大便不爽；舌红苔黄腻。

方药 治以补益肝肾、清热明目之品。代表方剂杞菊地黄丸加减：枸杞子 15g、菊花 9g、熟地黄 24g、山药 15g、山萸肉 15g、泽泻 9g、茯苓 9g、丹皮 9g。用于肝血不滋，阴精不荣于上，少寐口干者，宜加女贞子 10g、墨旱莲 10g；若阴亏虚火上炎，潮热虚烦，口咽干燥者，可用知柏地黄丸加地骨皮；烦热口臭舌红苔黄腻者，系阴虚挟湿热，可选用甘露饮加减。水煎 400ml，日一剂，早晚分两次，饭后一小时温服。

19.2.3 技术三

取穴 主穴：眼针 5 区、7 区、百会、攒竹、承泣。配穴：大都、足三里、中脘、内庭、脑空、支沟、章门、关元。

操作规程 每次选主穴平补平泻，留针40分钟，眼5区沿眶缘向鼻侧斜刺，7区沿眶缘向颞侧皮下斜刺，进针时用0.5寸毫针进针0.5寸，百会平刺0.5寸，攒竹平刺0.5寸，承泣针从眶下缘中点与眼球之间，紧贴眶缘垂直刺入眼球下，大都直刺0.5寸，足三里直刺1寸，中脘、章门、关元直刺0.5寸，内庭直刺0.5寸，脑空平刺0.5~0.8寸，支沟直刺0.5寸。进针完毕后嘱患者闭眼，坐位或仰卧位。

留针40~60分钟，20~30分钟行针一次，期间不断观察患者情况，并嘱患者家属协同留观。

操作间隔 每天1次，10次为1个疗程。

主治 脾气虚弱证：视物模糊，视力缓降，晶珠混浊，或见晶珠混浊，视近尚明而视远模糊等；伴面色萎黄，少气懒言，肢体倦怠；舌淡苔白，脉缓弱。

方药 治以益气健脾，利水渗湿。代表方剂四君子汤加减：人参10g、白术9g、茯苓9g、炙甘草6g。若大便稀溏者，宜加薏苡仁10g、扁豆10g、车前子12g，以利水渗湿；纳差食少者，加山药15g、神曲12g、鸡内金10g、薏苡仁10g等，以补脾和胃渗湿。水煎400ml，日一剂，早晚分两次，饭后一小时温服。

（刘素清）

20　玻璃体混浊

20.1　玻璃体混浊概述

20.1.1　概念

云雾移睛是指患眼外观端好，自觉眼前有蚊蝇蛛丝或云雾样飘浮物的眼病，又名蝇翅黑花、眼风黑花、飞蚊症等。本病名见于《证治准绳·杂病·七窍门》，书中对其症状作了形象的描述，曰："自见目外有如蝇蛇、旗（旌）筛、蛱蝶、绦环等状之物，色或青黑粉白微黄者，在眼外空中飞扬撩乱。仰视则上，俯视则下。"可单眼或双眼发病。

云雾移睛相当于西医学的玻璃体混浊，是由玻璃体液化、变性、后脱离或眼内炎症、出血等引起。

玻璃体混浊不是一种独立的眼病，而是许多眼病的共同表现。患者可有眼前黑影飘动，形态不一，对视力的影响随混浊的性质、程度、部位和原发病情的不同而异。

20.1.2　病因病机

（1）中医病因病机

《证治准绳·杂病·七窍门》认为："玄府有伤，络间精液耗涩，郁滞清纯之气而为内障之证。其原皆属胆肾。黑者，胆肾自病；白者，因痰火伤肺，金之清纯不足；黄者，脾胃清纯之气有伤其络。"结合临床归纳为：

1）肾气不足，精血亏损，阴血亏于下，虚火上亢所致。

2）七情所伤，忧思积忿，郁久化热，热入血分，迫血妄行，溢于经脉，形成淤滞。

3）经产失血过多，目失所养。

4）其他伤寒热病，耗损真阴，目失所养或伤气血，火郁经络，致使血热妄行、溢于络外，形成淤滞，或痰湿内聚，或湿热郁蒸，清窍受蒙闭而致。

（2）西医病因病机

1）先天性混浊：为胚胎发育时的异常残留物，多在幼年时就能感觉到。

2）内因性混浊：即由玻璃体本身的变性引起，主要有三种：第一种是有玻璃体后裂孔的玻璃体后脱离，患者眼前常有一环状的黑影，高度近视患者多见；第二种是星状玻璃体症，老年男性多见；第三种称为眼胆固醇沉着症（闪辉性玻璃体液化），可能与动脉硬化、高胆固醇血症等有关。这三种变性对视力影响均不大。

3）外因性混浊：这类混浊常常影响视力，并可以导致玻璃体周围组织发生病变。常见的有：①玻璃体出血，最常见。玻璃体本身无血管，凡出血都是外来的，特别是来源于视网膜的大血管，高血压、糖尿病、视网膜静脉阻塞等引起的出血常见于老年人，外伤也是出血常见的原因。出血如长期不吸收，可发生机化，增殖，导致视网膜牵引性脱离。②玻璃体内炎性渗出，常见于葡萄膜炎、化脓性眼内炎、交感性眼炎、梅毒性视网膜脉络膜炎等。检查可以发现玻璃体内漂浮的点状、絮状的炎性细胞，如果严重，可有玻璃体内积脓，最终导致牵引性视网膜脱离。③玻璃体内色素沉着，可见于原发性视网膜脱离、眼内炎、外伤等。色素颗粒可来源于视网膜色素层或玻璃体内出血。④眼内肿瘤。婴幼儿最常见的眼内恶性肿瘤是视网膜母细胞瘤，而网织细胞肉瘤则见于老年人，都会导致玻璃体混浊。⑤玻璃体内的寄生虫也会导致玻璃体混浊，以猪、牛绦虫的囊尾蚴最多见，虽然各年龄组均可发生，但有明显的地区分布倾向。一旦囊虫释放毒素，可引起严重的玻璃体混浊，视网膜脱离。

20.1.3　临床表现

（1）自觉症状
自觉眼前有如云雾移动或为蚊蝇飞舞缭乱、细绳牵拉、旌旗飘拂等，随目珠之移动而飘浮晃动；其色不一，或青或黑，或粉白微黄，或红或赤。在明亮白色背景下更明显，可伴有"闪光"感。视力可正常或有不同程度障碍。

（2）眼部检查
眼外观如常，神膏中可见细尘状、絮状、团块状混浊或为灰白色、黑色、红色等，亦可见透明之丝状、流水状、发亮之结晶状或灰白色条状混浊与视乳头相连，轻者尚可窥视眼底，重者则无法查及。

（3）实验室及特殊检查
必要时做 B 超检查，以了解玻璃体混浊性质。对无法看清眼底者可用视觉电生理检查了解其视功能状况。

20.1.4　临床诊断

（1）中医诊断
眼无疼痛等症，自觉眼前有蚊蝇、云雾等各种形态的暗影飘动。检视神膏时可见各种不同形态、色泽的混浊物。临床分型如下：

1）肝肾亏损证：眼前黑影飘动，如蚊翅，如环状、半环状，或伴闪光感，可伴近视，视物昏矇，眼干涩，易疲劳；全身可见头晕耳鸣，腰酸遗泄；舌红苔薄，脉细。

2）气血亏虚证：自觉视物昏花，眼前黑影飘动，时隐时现，不耐久视，睛珠涩痛；全身症见面白无华，头晕心悸，少气懒言；唇淡舌嫩，脉细。

3）湿热蕴蒸证：自觉眼前黑影浮动，多呈尘状、絮状混浊，视物昏矇；胸闷纳呆，或头重、神疲；苔黄腻，脉滑。

4）气滞血瘀证：自觉眼前黑花，呈絮状、块状红色混浊，视力不同程度下降；或有情志不舒，胸胁胀痛；舌有瘀斑，脉弦涩。

(2) 西医诊断

1）炎性玻璃体混浊：葡萄膜炎、视网膜脉络膜炎等炎性疾病的细胞、浆液性渗出物和游离的色素颗粒在玻璃体内呈现尘状、絮状、条索状混浊。一般粗大点状的色素性混浊多见于重度葡萄膜炎；弥漫细小的色素颗粒混浊多见于葡萄膜炎的早期、原田和交感性眼炎。

2）出血性玻璃体混浊：常见于外伤及视网膜病变所引起的玻璃体混浊。轻度的出血性玻璃体混浊多呈絮状或云片状；大量出血，可见瞳孔区红光反射，玻璃体中血块浮动并有大量血色素颗粒。

3）玻璃体变性混浊：常见于高度近视者和老年人，混浊多呈絮状和丝状，混浊随眼球自由浮动，且长期不会有明显变化，视网膜色素变性也常合并玻璃体变性混浊，此混浊中富有红褐色色素颗粒为其特征。

(3) 鉴别诊断

本病应与圆翳内障相鉴别。二者均可出现眼前有黑影遮挡。主要区别在于病位不同，云雾移睛病位在玻璃体，黑影随眼球转动而在眼前飘动；圆翳内障病位在晶状体，黑影不随眼球转动而在眼前飘动。

20.2　眼针技术在玻璃体混浊中的临床应用

20.2.1　技术一

取穴　主穴：眼针 2 区、4 区、承泣、太阳、攒竹、风池。配穴：太冲、太溪、三阴交、阴郄、血海、肝俞、肾俞。

操作规程　每次选主穴平补平泻，留针 40 分钟，眼针 2 区沿眶缘向鼻侧斜刺，4 区沿眶缘向鼻侧皮下斜刺，进针时用 0.5 寸毫针进针 0.5 寸，承泣进针从眶下缘中点与眼球之间，紧贴眶缘垂直刺入眼球下，太阳直刺 1~1.5 寸，攒竹平刺 0.5 寸，风池垂直向同侧口角方向刺入 0.8~1 寸，平耳垂水平，略斜向下，太冲、太溪直刺 0.5 寸，三阴交直刺 1 寸，阴郄直刺 0.3~0.5 寸，血海直刺 1 寸，肝俞、肾俞斜刺 0.5 寸。进针完毕后嘱患者闭眼，坐位或仰卧位。

留针 40~60 分钟，20~30 分钟行针一次，期间不断观察患者情况，并嘱患者家属协同留观。

操作间隔 每天 1 次，10 次为 1 个疗程。

主治 肝肾亏损证：眼前黑影飘动，如蚊翅，如环状、半环状，或伴闪光感，可伴近视，视物昏矇，眼干涩，易疲劳；全身可见头晕耳鸣，腰酸遗泄；舌红苔薄，脉细。

方药 治以补益肝肾之品。代表方剂明目地黄汤加减：熟地 9g、山药 10g、山萸肉 10g、丹皮 9g、茯苓 10g、泽泻 12g、当归 12g、白芍 12g、枸杞子 10g、菊花 9g、石决明 10g、白蒺藜 9g。若玻璃体混浊较重，酌加牛膝 10g、丹参 10g，以助补肝肾、养血活血，虚火伤络者加知母 6g、黄柏 9g、墨旱莲 10g，以养阴清热凉血。水煎 400ml，日一剂，早晚分两次，饭后一小时温服。

20.2.2 技术二

取穴 主穴：眼针 5 区、6 区、7 区，承泣、太阳、攒竹、风池。配穴：脾俞、胃俞、足三里、血海、心俞、气海。

操作规程 每次选主穴平补平泻，留针 40 分钟，眼 5 区沿眶缘向鼻侧斜刺，6 区、7 区沿眶缘向颞侧皮下斜刺，进针时用 0.5 寸毫针进针 0.5 寸，承泣进针从眶下缘中点与眼球之间，紧贴眶缘垂直刺入眼球下，太阳直刺 1~1.5 寸，攒竹平刺 0.5 寸，风池垂直向同侧口角方向刺入 0.8~1 寸，平耳垂水平，略斜向下，脾俞、胃俞直刺 0.5 寸，足三里、血海直刺 1 寸，心俞、气海直刺 0.5 寸。进针完毕后嘱患者闭眼，坐位或仰卧位。

留针 40~60 分钟，20~30 分钟行针一次，期间不断观察患者情况，并嘱患者家属协同留观。

操作间隔 每天 1 次，10 次为 1 个疗程。

主治 气血亏虚证：自觉视物昏花，眼前黑影飘动，时隐时现，不耐久视，睛珠涩痛；全身症见面白无华，头晕心悸，少气懒言；唇淡舌嫩，脉细。

方药 治以益气补血之品。代表方剂八珍汤或芎归补血汤加减。八珍汤：人参 3g、白术 10g、茯苓 8g、甘草 5g、当归 10g、白芍 8g、川芎 5g、熟地黄 15g、生姜 3 片、大枣 2 枚，气血双补，适用于眼前黑影飘动，视物昏花，不耐久视之气血两亏者；芎归补血汤：生地黄 10g、天门冬 9g、川芎 12g、牛膝 9g、白芍 12g、炙甘草 9g、白术 15g、防风 10g、当归 10g，重在养血滋阴且清虚热，适用于眼前黑影飘动，时隐时现，睛珠涩痛之血虚生内热者。气虚甚者加黄芪以助补气。水煎 400ml，日一剂，早晚分两次，饭后一小时温服。

20.2.3 技术三

取穴 主穴：眼针 5 区、7 区，承泣、太阳、攒竹、风池。配穴：三阴交、合谷、曲池、脾俞、足三里、内关。

操作规程 每次选主穴平补平泻，留针 40 分钟，眼 5 区沿眶缘向鼻侧斜刺，7 区沿眶缘向颞侧皮下斜刺，进针时用 0.5 寸毫针进针 0.5 寸，承泣进针从眶下缘中点与眼球之间，紧贴眶缘垂直刺入眼球下，太阳直刺 1~1.5 寸，攒竹平刺 0.5 寸，风池垂直向同侧口角方向刺入 0.8~1 寸，平耳垂水平，略斜向下，三阴交直刺 1 寸，合谷、曲池直刺 1 寸，脾俞斜刺 0.5 寸，足三里直刺 1.5 寸，内关直刺 1 寸。进针完毕后嘱患者闭眼，坐位或仰卧位。

留针 40~60 分钟，20~30 分钟行针一次，期间不断观察患者情况，并嘱患者家属协同留观。

操作间隔 每天 1 次，10 次为 1 个疗程。

主治 湿热蕴蒸证：自觉眼前黑影浮动，多呈尘状、絮状混浊，视物昏矇；胸闷纳呆，或头重、神疲；苔黄腻，脉滑。

方药 治以宣化畅中，清热除湿。代表方剂三仁汤加减：杏仁 15g、飞滑石 18g、白通草 6g、白蔻仁 6g、竹叶 6g、厚朴 6g、生薏苡仁 12g、半夏 15g，食少纳呆者加白术 12g、淮山药 10g、白扁豆 10g，以健脾益气；混浊呈絮状者加浙贝母 12g、苍术 15g；有心烦口苦、苔黄腻者酌加黄芩 12g、栀子 9g、车前子 10g，以助清热除湿。水煎 400ml，日一剂，早晚分两次，饭后一小时温服。

20.2.4 技术四

取穴 主穴：眼针 5 区、4 区，承泣、太阳、攒竹、风池。配穴：太冲、肝俞、丰隆、阴陵泉、膈俞、气冲、郄门。

操作规程 每次选主穴平补平泻，留针 40 分钟，眼 5 区沿眶缘向鼻侧斜刺，4 区沿眶缘向鼻侧皮下斜刺，进针时用 0.5 寸毫针进针 0.5 寸，承泣进针从眶下缘中点与眼球之间，紧贴眶缘垂直刺入眼球下，太阳直刺 1~1.5 寸，攒竹平刺 0.5 寸，风池垂直向同侧口角方向刺入 0.8~1 寸，平耳垂水平，略斜向下，太冲直刺 0.5 寸，肝俞直刺 0.5 寸，丰隆、阴陵泉直刺 1 寸，膈俞直刺 0.5 寸，气冲直刺 0.5 寸，郄门直刺 1 寸。进针完毕后嘱患者闭眼，坐位或仰卧位。

留针 40~60 分钟，20~30 分钟行针一次，期间不断观察患者情况，并嘱患者家属协同留观。

操作间隔　每天 1 次，10 次为 1 个疗程。

主治　气滞血瘀证：自觉眼前黑花，呈絮状、块状红色混浊，视力不同程度下降；或有情志不舒，胸胁胀痛；舌有瘀斑，脉弦涩。

方药　治以行气活血之品。代表方剂血府逐瘀汤加减：当归 9g、生地黄 9g、赤芍 6g、川芎 5g、桃仁 12g、红花 9g、枳壳 6g、柴胡 6g、牛膝 9g、桔梗 5g、甘草 3g，混浊物鲜红者，宜去桃仁、红花而酌加生蒲黄 6g、生三七 3g，以止血化瘀；混浊物呈灰白色者，可加三棱 3g、莪术 3g、鳖甲 6g、牡蛎 9g，以助化瘀散结；久瘀伤正，应选加黄芪 15g、党参 10g 等，以扶正祛痰。水煎 400ml，日一剂，早晚分两次，饭后一小时温服。

（刘素清）

21 青光眼

21.1 青光眼的概述

21.1.1 概念

青光眼是指眼内压间断或持续升高的一种眼病。眼内压升高可因其病因的不同而有各种不同的症状表现。持续的高眼压可给眼球各部分组织和视功能带来损害，造成视力下降和视野缩小。如不及时治疗，视野可全部丧失甚至失明，故青光眼是致盲的主要病种之一。

21.1.2 青光眼病因病机

（1）中医病因病机

青光眼属于祖国医学"绿风内障"、"青风内障"的范畴。祖国医学对绿风内障的病因病机早有论述，唐代王焘在《外台秘要》中对其病理提出了独到见解，认为："此疾之源，皆从内肝管缺，眼孔不通所致。"《秘传眼科龙木论》叙述本病时提到："皆因五脏虚劳所作，致令然也。"金元四大家之一的李杲对患者的瞳孔散大论述颇详："瞳子散大者，少阴心之脉挟目系，厥阴肝之脉连目系，心主火，肝主目，此木火之势盛也。"说明瞳孔散大属肝火过盛，与情绪波动有关。元代倪维德则认为是"气为怒伤，散而不聚之病。"清代黄庭镜的《目经大成》中述"此症乃火、风、痰疾烈交攻，头目痛急，金井先散，然后神水随某脏而现某色。"青风内障多发生于素有头风、痰火和阴虚血少之人。每因忧郁忿怒，以致肝郁气滞；或风火痰涎上扰，或竭思劳虑，用意太过，以致真阴暗耗，阴虚火旺。上述因素均可致气血不和，阻遏经络，神水瘀滞而酿成本病。

病因总结可见绿风内障多由于肝胆火邪亢盛，热极生风，风火攻目；或情志过伤，肝失疏泄，气机郁滞，化火上逆；或脾湿生痰，痰郁化热生风，肝风痰火，上扰清窍；或劳神过度，真阴暗耗，水不制火，火炎于目或水不涵木，肝阳亢而生风，上扰目窍；或素体阴阳偏盛，气机失常；诸种原因，均可导致气血失和，经脉不利，目中玄府闭塞，气滞血郁，神水瘀积，酿成本病。青风内障多由于忧愁忿怒，肝郁气滞，气郁化火；或脾湿生痰，痰郁化火，痰火升扰；或竭思劳神，用意太过，真阴暗耗，阻虚火炎；或日久元气衰备，肝肾精血亏损，目窍失养，神光衰微；诸种因素皆可导致气血失和，脉络不利，神水瘀滞，酿成本病。

（2）西医病因病机

青光眼和劳累过度、睡眠不足、情绪波动、饮食不节或暴饮暴食等因素有关，这些因素可以影响血管神经调节中枢，使血管舒缩功能失调：一方面可使毛细血管扩张，血管通透性增加，造成睫状肌水肿、前移，堵塞前房角，使房水流出通道受阻；另一方面可使房水分泌过多，后房压力过高，周边虹膜受压向前移而使前房变浅，前房角变窄。这些均可引起眼压的急剧升高，最终导致青光眼急性发作。

青光眼本身就是脏腑功能失调后引起全身病理变化过程中的一种眼部表现。因此它不仅可由多种病变继发形成，且可加剧其他病变的演变、发展。其中局部以外伤、晶状体改变（白内障、老视、晶状体脱位、人工晶状体）、玻璃体改变（玻璃体混浊、液化）、视网膜病变（视网膜脱离、视网膜炎、视网膜动静脉阻塞等）、眼部炎症为多见。全身以心脑血管（高血压、动脉硬化）、内分泌系统（糖尿病、甲状腺疾病）多见。临床上因用药不当，引发青光眼也很多见，常见可导致青光眼的药物有：散瞳药物（如阿托品等）、麻醉药物（利多卡因、普鲁卡因等）、拟肾上腺素药（肾上腺素、麻黄素等）、扩血管药物、镇静安眠类（如地西泮）、抗菌消炎类（磺胺）、女性激素及避孕药等。

21.1.3　青光眼的分类及临床表现

21.1.3.1　原发性青光眼

根据前房角的形态及发病缓急，又分为急、慢性闭角型青光眼，开角型青光眼等。

（1）急性闭角型青光眼

此型多发于中老年人，40岁以上者占90%。女性发病率较高，男女比例为1∶4。本病来势凶猛，症状轻剧，发病时前房狭窄或完全关闭，表现突然发作的剧烈眼胀头痛、视力锐减、眼球坚硬如石、结膜充血、恶心呕吐、大便秘结、血压升高，此时全身症状较重易被误诊为胃肠炎、脑炎、神经性头痛等病变。如得不到及时诊治，24~48小时即可完全失明无光感，此时称"暴发型青光眼"，但临床上有部分患者对疼痛忍受性较强，仅表现为眼眶及眼部不适，甚则眼部无任何症状，而转移至前额、耳部、上颌窦、牙齿等部疼痛。急性闭角型青光眼，实则是因慢性闭角型青光眼反复迁延而来。此型相当于祖国医学之绿风内障。

（2）慢性闭角型青光眼

此型占原发性青光眼患者50%以上，发病年龄30岁以上，发作一般有明显的诱因，如情绪激动、视疲劳、长期失眠、习惯性便秘、妇女经期或局部、全身用药不当。表现为眼部干涩、疲劳不适、胀痛、视物模糊或视力下降、虹视、头昏痛、失眠、血压升高。休息后可缓解，有的患者无任何症状即失明，检查时，眼压可正常或波动，或不太高为 20~30mmHg，眼底早期可正常，此型最易被误诊。

(3) 原发开角型青光眼

此型多发生于 40 岁以上的人。25% 的患者有家族史。绝大多数患者无明显症状，有的直至失明也无不适感。发作时前房角开放。此型的诊断最为关键，一旦西医确诊都已经有明显的眼底改变，因此必须全面、认真排除，早期诊断，早期治疗。此型相当于祖国医学之青风内障。

21.1.3.2　常见继发性青光眼

(1) 葡萄膜炎继发青光眼

眼内炎症引起房水混浊、角膜水肿、房角变浅或瞳孔后粘连，小梁网阻塞，致房水无法正常排出引起眼压升高。西医对此病一般用抗生素、激素对症治疗，常使病情反复发作，迁延难愈。

(2) 白内障继发青光眼

晶状体混浊在发展过程中，水肿膨大或易位导致前房相对狭窄，房水排出受阻，引起眼压升高。

(3) 外伤性青光眼

外伤致房角撕裂、虹膜根部离断或前房积血、玻璃体积血、视网膜震荡，使房水分泌、排出途径受阻继发青光眼。

21.1.4　临床诊断

(1) 西医诊断

1) 青光眼的诊断首先应测量眼压：眼压大于 3.20kPa（24mmHg）为病理性高眼压，但一次眼压偏高不能诊断为青光眼，而一次眼压正常也不能排除青光眼。日眼压波动大于 1.07kPa（8mmHg）为病理性眼压。正常人双眼眼压接近，如双眼压差大于 0.67kPa（5mmHg）也为病理性眼压。

2) 其次应检查眼底：观察视盘改变，常表现为病理性陷凹，普遍采用陷凹与视盘直径的比值（C/D）表示陷凹大小。C/D 大于 0.6 或双眼 C/D 差大于 0.2 为异常；视盘沿变薄，常伴有视盘沿的宽窄不均和切迹，表示视盘沿视神经纤维数量减少；视盘血管改变，表现为视盘边缘出血，血管架空，视盘血管鼻侧移位和视网膜中央动脉搏动。此外，眼底检查可观察视网膜神经纤维层缺损，被认为是青光眼早期诊断指征之一。

3）视野检查：视野检查对青光眼的诊断有重要价值。临床常见视野缺损类型有：视阈值普遍降低、弓形缺损、鼻侧阶梯、垂直阶梯、颞侧扇形缺损、中心及颞侧岛状视野。

4）通过上述检查，我们可以诊断青光眼，但在开始治疗前还应确定青光眼的类型。房角开放者为开角型青光眼，房角闭合或房角狭窄者为闭角型青光眼。通过房角检查，青光眼分类诊断仍有困难时，可查房水流畅系数（C 值）。C 值小于 0.1 为病理性，压畅比（P_o/C）大于 150 为病理性，主要见于开角型青光眼。但需注意，闭角型青光眼反复发作后 C 值及压畅比也可异常。另外我们对一些疑似青光眼的病例可选一些激发试验（如饮水试验、暗室实验等），以辅助诊断。

（2）中医诊断

1）绿风内障诊断要点：①发病急骤，眼珠胀痛欲脱，头痛如劈，常伴同侧头痛、虹视，全身有恶心呕吐或发热恶寒等症状。②视力骤降，严重者仅能数指或仅有光感。③白睛抱轮红赤或混赤，黑睛呈雾状混浊。④瞳神散大呈竖椭圆形，展缩失灵，瞳色呈青绿色。⑤眼珠胀硬，甚至胀硬如石。检测眼压，可升高至 6.7~10.7kPa（50~80mmHg）。⑥前房变浅，房角闭塞。

2）青风内障的诊断要点：①发病早期可无自觉症状，或瞻视过久、劳神过度后，微觉头晕头痛、眼珠胀痛、虹视，视物昏花。②随病情进展，视野日渐缩窄，中心视力尚好，瞳孔轻度散大，眼压偏高，视神经乳头生理凹陷扩大，血管偏向鼻侧。③病情严重时，中心视力逐渐减退，终至完全丧失，视神经乳头颜色苍白而成青盲。④本病即使眼压高时，房角也是开放的。

（3）鉴别诊断

急性闭角型青光眼急性发作时，伴有剧烈头痛、恶心、呕吐等，常误诊为急性胃肠炎或神经系统疾病。急性发作期的眼胀痛、视物模糊、结膜充血易与急性虹膜睫状体炎或急性结膜炎相混淆，需要鉴别。急性虹膜睫状体炎裂隙灯下可见 KP（+），房水闪光（+），虹膜后粘连是出现瞳孔不规则状，眼压在正常范围。急性结膜炎一般不会出现明显的视物模糊，而且会出现大量分泌物（或呈脓性，或呈水样），睑结膜充血明显，不会出现睫状体充血。

21.2 眼针技术在青光眼中的临床应用

21.2.1 技术一

取穴 眼针 2 区、4 区、5 区、8 区、球后、承泣、四白、睛明等。配穴：肝俞穴、足三里、太冲穴等。

操作规程 眼针 2 区沿眶缘向颞侧皮下斜刺，4 区、5 区沿眶缘向鼻侧斜刺，进针时用 0.5 寸毫针进针 0.5 寸；8 区沿眶缘向颞上侧皮下斜刺，球后、承泣及睛明，进针采用 1 寸毫针直刺 0.5~1 寸。其他穴位直刺，进针完毕后嘱患者闭眼，坐位或仰卧位。

留针 30~46 分钟，期间不断观察患者情况，并嘱患者家属协同留观。

方药 口服中药治以清热泻火，凉肝息风。代表方剂：绿风羚羊饮或羚羊钩藤汤加减。或治以清热疏肝，降逆和胃。代表方剂：丹栀逍遥散合左金丸加减。常用药有丹皮、栀子、当归、芍药、茯苓、炙甘草、柴胡、白术、薄荷、黄连、吴茱萸等。

主治 青光眼肝胆火旺型（或肝郁化火型）：表现为发病急剧，头痛如劈，目胀欲脱，连及目眶，视力急降，抱轮红赤或白睛混赤水肿，黑睛雾状混浊，瞳神散大，瞳内呈淡绿色，眼珠变硬甚或坚硬如石，伴恶心呕吐，或恶寒发热，溲赤便结，舌红苔黄，脉弦数等；或见眼部主症具备，伴有情志不舒，胸闷嗳气，食少纳呆，呕吐泛恶，口苦，舌红苔黄，脉弦数等。

21.2.2 技术二

取穴 眼针 4 区、5 区、7 区、8 区、球后、承泣、四白、睛明，太阳。配穴：脾俞穴、肝俞穴、太冲穴等。

操作规程 眼针 7 区沿眶缘向颞侧皮下斜刺，4 区、5 区沿眶缘向鼻侧斜刺，8 区沿眶缘向颞上方皮下斜刺，进针时用 0.5 寸毫针进针 0.5 寸；球后、承泣，太阳及睛明，进针采用 1 寸毫针直刺 0.5~1 寸。太冲穴直刺，肝俞、脾俞穴针尖斜向外侧斜刺，进针完毕后嘱患者闭眼，坐位或仰卧位。

留针 30~60 分钟，期间不断观察患者情况，并嘱患者家属协同留观。

方药 口服中药治以降火逐痰，平肝息风。代表方药：将军定痛丸加减。

主治 青光眼痰火上扰型：表现为起病急剧，眼部主症与肝胆火灼同。伴身热面赤，动辄眩晕，恶心呕吐，溲赤便结，舌红苔黄腻，脉滑数或弦数。

21.2.3 技术三

取穴 眼 2 区、4 区、5 区、8 区、球后、承泣、四白、睛明、太阳鱼腰等为主，可适当选加全身穴位肾俞穴、肝俞穴、三阴交、光明穴等。

操作规程 眼针 2 区沿眶缘向颞侧皮下斜刺，4 区、5 区沿眶缘向鼻侧斜刺，8 区沿眶缘向颞上侧皮下斜刺，进针时用 0.5 寸毫针进针 0.5 寸；球后、承泣、太阳及睛明，进针采用 1 寸毫针直刺 0.5~1 寸。肾俞、肝俞进针针尖斜向外侧斜刺，其他穴位直刺，进针完毕后嘱患者闭眼，坐位或仰卧位。

留针 30~60 分钟，期间不断观察患者情况，并嘱患者家属协同留观。

方药 口服中药治以滋阴降火、养血柔肝、滋阴补肝肾明目。方药：知柏地黄丸或阿胶鸡子黄汤加减，或杞菊地黄丸或肾气丸加减：地黄、山药、山茱萸、丹皮、茯苓、泽泻、知母、黄柏、阿胶、枸杞子、菊花等。

主治 青光眼阴虚风动型或肝肾阴虚型：表现为头目胀痛，瞳神散大，视物昏朦，虹视，眼珠变硬，伴心烦失眠，眩晕耳鸣，舌红少苔，或舌红少津，脉弦细而数或细数；或见劳倦后眼症加重，头眩眼胀，瞳神略有散大，视物昏朦，有虹视，失眠，耳鸣，五心烦热，口燥咽干，舌绛少苔，脉细数。病久瞳神渐散，中心视力日减，视野明显缩窄，眼珠胀硬，眼底视盘生理凹陷加深扩大，甚至呈杯状，颜色苍白。全身症状有头晕耳鸣，失眠健忘，腰膝酸软，舌红少苔或无苔，脉沉细数，或面白肢冷，精神倦怠，夜间多尿，舌淡苔白，脉沉细。

21.3 青光眼外治

一般症状来势猛，头眼胀痛，瞳神散大，视力急降，属危重证候，应迅速采取中西医综合抢救治疗，在短时间内降低眼压，使已闭塞的房角开放。《证治准绳》曾强调："病既急者，以收瞳神为先。瞳神但得收复，目即有生意。"常用的治疗方法为局部用药，针刺及内服药。西医首先使用缩瞳剂及碳酸酐酶抑制剂和高渗脱水剂。缩瞳剂为闭角型青光眼首选药物，使瞳神缩小以减少前房角的粘连和阻塞，同时使滤帘间隙增宽，增加房水排出，眼压下降。常用药物为 1%~2% 毛果芸香碱液，症重时每 3~5 分钟滴眼 1 次。症状缓解后，可视病情改为 1~2 小时滴眼 1 次，或每日 2~3 次。碳酸酐酶抑制剂用布林佐胺滴眼液，日 1~3 次，点患眼；尼目克司片口服，成人口服初始用药时，用 25mg，一日 2 次，如用药后降眼压效果不理想，剂量可加大为 50mg，一日 2 次。高渗剂用 20% 甘露醇注射液 250ml，在 20~30 分钟内快速静脉滴注，或用甘油果糖注射液 250ml，静脉滴注。此外，还可用噻吗洛尔眼药水，每日 1~2 次滴眼。

闭角型青光眼眼压下降后也可适时选择手术，但手术目的仅仅是降眼压。

21.4 青光眼的诊断与治疗

青光眼是常见的致盲眼病之一，必须贯彻预防为主的方针，积极开展防治与调护工作，做到早期诊断、早期治疗。

1）已确诊为青光眼的患者，应积极治疗，定期检查眼压和视野。

2）青光眼的发病属双侧性，一般是双眼先后发病，故必须经常严密观察，定期检查，或采取必要的预防措施。且患者必须保持心情开朗，避免情绪过度激动、抑郁、忧思、惊恐等。

3）注意用眼卫生，保护用眼，不要在强光下阅读，暗室停留时间不能过长，光线必须充足柔和，不要过度用眼。

4）生活、饮食起居规律，劳逸结合，适量体育锻炼，不要参加剧烈运动，保证睡眠质量，饮食清淡、营养丰富，禁烟酒、浓茶、咖啡，适当控制进水量，每天不能超过 1000~1200ml，一次性饮水不得超过 400ml。

5）青光眼家族及有危险因素者，必须定期复查，一旦有发病征象者，必须积极配合治疗，防止视功能突然丧失，综合调理全身预防并发症，注意药物影响。

6）妇女闭经期、绝经期以及痛经可使眼压升高，应高度重视，经期如出现青光眼表现者，应及时就诊专科。

（王文峰）

22 视网膜动脉阻塞

22.1 视网膜动脉阻塞概述

22.1.1 概念

视网膜中央动脉为终末动脉，它的阻塞引起视网膜急性缺血，视力严重下降，是致盲的急症之一。视网膜动脉阻塞，使其供应区域的视网膜发生急性缺血缺氧，营养中断，视功能严重损害。本病发病急，多为单眼，治疗延迟，即永久失明，为眼科急重眼病之一。本病外眼正常，骤然失明，属于祖国医学"暴盲"范畴。

22.1.2 病因病机

(1) 中医学病因病机

忿怒暴悖，或情志郁结，肝失调达气机逆乱，气血上壅，血络瘀阻，脉道瘀阻；偏食肥甘燥腻或恣酒嗜辣，痰热内生，血脉闭塞；年老阴亏，肝肾不足，肝阳上亢，气血逆乱，并走于上，瘀滞脉络；心气亏虚，血动乏力，血行滞缓，血脉瘀滞，脉道瘀塞。

(2) 西医病因病机

视网膜动脉阻塞多见于患有心血管疾病的老年人，主要的致病因素有血管硬化、血管痉挛、血栓形成、血管受压、高血压等，偶见于年轻患者。各类栓子栓塞如动脉粥样硬化斑块脱落、血小板纤维蛋白栓子、脂肪栓子、脓毒栓子、药物栓子等；动脉硬化或炎症、痉挛等可使血管内皮受损，血管内壁粗糙狭窄，易于形成血栓阻塞；近年广泛开展的多种眼科手术，如玻璃体视网膜手术、眼眶手术等术中及术后的高眼压，也可使视网膜动脉受压，手术中对血管的直接损伤或刺激的应激反应都有可能发生视网膜动脉阻塞。临床上，多数患者难以肯定其发病的确切生理病理机制，但90%患者都能查出一些有关的全身情况。儿童和30岁以下成人患者与老年患者的发病原因迥然不同，虽然颈动脉粥样硬化也可见于30多岁的患者，但由于颈动脉粥样硬化引起的视网膜中央动脉阻塞在青年患者中非常罕见。青年患者动脉阻塞性疾病多与偏头痛、凝血机制异常、外伤、心脏病、镰刀细胞血液病及眼部异常，如视乳头埋藏玻璃疣等有关。

22.1.3　临床表现及诊断要点

(1) 西医诊断

1) 视力：突然丧失，甚至无光感。患者可有一时性视物模糊，头痛头晕等。

2) 眼底：可见视网膜中央动脉呈线状，或血栓呈串珠状，静脉相应变细，视网膜呈灰白色混浊，视盘色淡，边界模糊，黄斑区呈现典型樱桃红点。压迫眼球可不见动脉搏动。

3) 若为分支动脉阻塞：则其供血区出现灰白色视网膜水肿。

4) 视野检查：视网膜中央动脉阻塞者视野缩窄或呈管形视野，或颞侧仅留一小片岛状视野。

5) 后期：视网膜混浊逐渐消失，视乳头苍白，动脉细窄。

6) 荧光素眼底血管造影：视网膜循环时间延长，视网膜动脉充盈不良或灌注不足。

(2) 中医诊断

1) 起病时：双眼外观端好，或自觉眼前有黑花飘动，或视物呈现红色，一眼或双眼视力骤然下降，甚至失明，或伴有眼胀头疼、目珠转动时作痛等。

2) 检查眼底：可见视网膜中央或分支动脉血管阻塞眼底改变。若玻璃体大量积血者，瞳孔对光反射减弱或消失，眼底不能窥清。

(3) 鉴别诊断

前部缺血性视神经病变：常双眼先后发病，眼底表现为视乳头水肿明显，视力轻度或中度降低，视野典型损害为与生理盲点相连的弧形暗点。荧光血管造影检查缺血性视乳头病变表现为视乳头充盈不均匀，低荧光与高荧光区对比明显。而本病则表现为充盈迟缓、动脉变细和（或）灌注不足。

22.2　眼针技术在视网膜动脉阻塞中的临床应用

病情危急，必须中西医结合，及时有效的抢救，以挽救视力。抢救应尽早、尽快，以通为要，兼顾脏腑之虚实，辅以益气、行气。

22.2.1　技术一

取穴　眼针3区、4区、5区、7区、球后、承泣、四白、睛明、太阳等。配穴：脾俞穴、肝俞穴、足三里穴等。

操作规程　眼针7区沿眶缘向颞侧皮下斜刺，3区、4区、5区沿眶缘向鼻侧斜刺，进针时用0.5寸毫针进针0.5寸；球后、承泣、太阳及睛明，进针采用1寸毫针直刺0.5~1寸。足三里穴直刺，肝俞、脾俞穴针尖斜向外侧斜刺，进针完毕后嘱患者闭眼，坐位或仰卧位。

留针30~60分钟，期间不断观察患者情况，并嘱患者家属协同留观。

方药　中药治以行气活血，通窍明目。方用通窍活血汤加减。常用药物有麝香、川芎、桃仁、生姜、大枣、红花、大黄等。

主治　视网膜动脉阻塞气血瘀阻型：临床可见外眼端好，骤然盲无所见，眼底表现同眼部检查，兼情志抑郁，胸胁胀满，头痛眼胀，或病发于暴怒之后，舌有瘀点，脉弦或涩。

22.2.2　技术二

取穴　眼针1区、3区、5区、7区、球后、承泣、四白、睛明、太阳等。配穴：脾俞穴、肝俞穴、足三里穴等。

操作规程　眼针1、3区沿眶缘向颞侧皮下斜刺，5区沿眶缘向鼻侧斜刺，7区沿眶缘向颞下方皮下斜刺，进针时用0.5寸毫针进针0.5寸；球后、承泣、太阳及睛明，进针采用1寸毫针直刺0.5~1寸。足三里穴直刺，肝俞、脾俞穴针尖斜向外侧斜刺，进针完毕后嘱患者闭眼，坐位或仰卧位。

留针30~60分钟，期间不断观察患者情况，并嘱患者家属协同留观。

方药　中药治以涤痰通络，活血开窍。方用涤痰汤加减。

主治　视网膜动脉阻塞痰热上壅型：可见眼部症状同前，视力骤降，形体多较胖，头眩而重，胸闷烦躁，食少恶心，口苦痰稠，舌苔黄腻，脉弦滑。

22.2.3　技术三

取穴　眼针3区、4区、5区、球后、承泣、四白、睛明、太阳等。配穴：脾俞穴、肝俞穴、太冲穴、三阴交等。

操作规程　眼针3区沿眶缘向颞侧皮下斜刺；4区、5区沿眶缘向鼻侧斜刺，进针时用0.5寸毫针进针0.5寸；球后、承泣、太阳及睛明，进针采用1寸毫针直刺0.5~1寸。太冲穴、三阴交直刺，肝俞、脾俞穴针尖斜向外侧斜刺，进针完毕后嘱患者闭眼，坐位或仰卧位。

留针30~60分钟，期间不断观察患者情况，并嘱患者家属协同留观。

方药　中药治以滋阴潜阳，活血通络。方用镇肝息风汤加减：赤芍、天冬、玄参、当归、龟板、赭石等。

主治　视网膜动脉阻塞肝阳上亢型：临床可见眼部症状及眼底检查同前，目干涩，头痛眼胀或眩晕时作，急躁易怒，面赤烘热，口苦咽干，脉弦细或数。

22.2.4　技术四

取穴　眼针4区、5区、7区、球后、承泣、四白、睛明、太阳等。配穴：

脾俞穴、肝俞穴、太冲穴、足三里、血海等。

操作规程　眼针 7 区沿眶缘向颞侧皮下斜刺，4 区、5 区沿眶缘向鼻侧斜刺，进针时用 0.5 寸毫针进针 0.5 寸；球后、承泣、太阳、睛明、足三里、血海进针采用 1 寸毫针直刺 0.5~1 寸。太冲穴直刺，肝俞、脾俞穴针尖斜向外侧斜刺，进针完毕后嘱患者闭眼，坐位或仰卧位。

留针 30~60 分钟，期间不断观察患者情况，并嘱患者家属协同留观。

方药　中药治以补气养血，化瘀通脉。方用补阳还五汤加减：黄芪，地龙、川芎、赤芍、当归、桃仁、红花等。

主治　视网膜动脉阻塞气虚血瘀型：临床可见发病日久，视物昏矇，眼底见视神经乳头色淡白，动脉细而色淡红或呈白色线条状，视网膜水肿；或伴短气乏力，面色萎黄，倦怠懒言，舌淡有瘀斑，脉涩或结代。

22.3　其他治疗

其他治疗可全身或局部运用活血药及扩血管药。

22.4　急救措施

1）舌下含化三硝酸甘油酯片，每次 0.3~0.6mg，每日 2~3 次。

2）球后注射利多卡因 0.1ml 加妥拉苏林 12.5mg 或阿托品 1mg；尿激酶 10 万 U 溶于 500ml 生理盐水中静脉滴注。

3）间歇性按摩眼球或前房穿刺以降低眼压。

4）吸入 95% 氧及 5% 二氧化碳混合气体。10~15 升/分钟。白天可每小时吸 1 次，晚上每 4 小时吸 1 次。

22.5　预后

本病对视功能的损害极为严重，能否挽救部分视功能，取决于就诊及抢救是否及时、用药是否适当合理，也取决于阻塞的程度、部位、原因。发病后数小时内立即得到抢救者，预后较好；由于血管痉挛引起者及阻塞不完全者预后较好；分支阻塞较中央主干阻塞的预后较好。

（王文峰）

23 视网膜静脉阻塞

23.1 视网膜静脉阻塞概述

23.1.1 概念

视网膜静脉阻塞是临床常见的眼底疾病，其眼底特征表现为视网膜中央静脉或分支静脉内的急性血流梗阻，出血与水肿，多单眼发病，视力可突然下降，是临床常见的视网膜出血性疾患之一。老年患者较多，近年来年轻人亦常见，多为单眼发病，男性稍多于女性。

23.1.2 病因病机

（1）中医学病因病机
视网膜静脉阻塞属祖国医学"暴盲"范畴。病因病机归结如下：

1）情志内伤，肝气郁结，肝失调达，气机不畅，阻塞脉道。

2）肝肾阴亏，水不涵木，肝阳上亢，气血上逆，血不循经而外溢。

3）劳倦竭视，阴血暗耗，心血不足，无以化气，致脾气虚弱，血失统摄，血溢脉外。

4）过食肥甘厚味，痰湿内生，湿久化热，痰凝气滞，湿火蕴滞，血脉瘀阻，或血行不畅，瘀滞脉内，久瘀伤络而出血。

（2）西医病因病机
视网膜静脉阻塞的病因较复杂，为多因素致病，常因为血管壁的改变、血液流变学的变化和血流动力学的改变，同时受眼压和眼局部病变的影响，与高血压、动脉硬化、血液高黏度和血流动力学异常等有密切关系。

1）血管壁的改变：视网膜动脉硬化在视网膜静脉阻塞发病中占多数。最常见的阻塞部位在筛板区和动静脉交叉区，在这两个部位，视网膜中央动脉和静脉靠的很近，相邻血管壁共有一外膜，被同一结缔组织膜包裹。动脉硬化时，受硬化外膜的限制，静脉受压管腔变窄，且血管内皮细胞受刺激增生，管腔变的更窄，血流变慢，甚至停滞，从而导致血小板等沉积形成血栓。

2）血液流变学的改变：近年来发现血液成分的改变，特别是黏弹性的改变与视网膜静脉阻塞发病有关。在正常情况下，红细胞表面带有负电荷，故彼此排斥而能悬浮于血液中。因为某些疾病导致红细胞与血管壁粘连时，会使血液变黏稠，增加血流阻力，更易形成血栓。

3）血流动力学改变：眼压的增高在本病发病因素中有一定的意义。由于眼压的增高，首先影响筛板区视网膜中央动脉灌注，静脉受压影响回流，产生血流瘀滞而形成血栓。眼压增高可刺激筛板区中央静脉使内膜细胞增殖，管腔变窄，导致血流动力学改变而形成血栓。

23.1.3 临床表现及诊断要点

(1) 西医诊断要点

1）中老年发病者常有高血压等病史，单眼突然视力障碍或眼前黑影飘动。

2）查体：视网膜静脉高度迂曲扩张，呈腊肠状，视乳头充血，边界不清，常为出血遮盖。

3）视网膜可见火焰状、放射状出血，主要位于神经纤维层，出血多时常流入玻璃体内，眼底窥不清。

4）静脉总干阻塞，病变侵犯全视网膜，若为分支阻塞，则病变仅局限于该血管分布区，以颞上支阻塞较多见。

5）视网膜可有轻度水肿。

6）荧光素眼底血管造影，对本病诊断及分型有重要参考。表现为：视网膜内大量出血，使脉络膜及视网膜荧光遮蔽；出现无灌注区及毛细血管无灌注区；黄斑深层水肿；静脉壁着色或少许渗漏；新生血管及荧光素渗漏；视盘周围辐射状毛细血管代偿性扩张。

7）并发症：新生血管性青光眼和牵拉性视网膜脱离 。

(2) 中医诊断要点

患眼外观端好，视物昏矇，有如遮隔轻纱薄雾，或见眼前黑花飞舞，或有闪光幻觉，或见检视眼底可见视网膜相应病变。

(3) 鉴别诊断

根据视网膜静脉阻塞的眼底表现特征，诊断须与以下眼底病鉴别。

1）静脉淤滞性视网膜病变：由于颈内动脉阻塞或狭窄，导致视网膜中央动脉灌注减少致中央静脉压降低，静脉扩张，血流明显变慢。眼底可见少量出血，偶可见有小血管瘤和新生血管。与视网膜静脉阻塞不难鉴别，后者静脉压增高，静脉高度迂曲扩张，视网膜出血多，症状更重。

2）糖尿病性视网膜病变：一般为双侧，视网膜静脉扩张迂曲，但不太严重，且视网膜静脉压不增高，出血散在，不如静脉阻塞量多，常有硬性渗出，血糖增高，有全身症状可以鉴别，但糖尿病患者也容易患视网膜静脉阻塞。

3) 高血压性视网膜病变：病变常为双眼对称，视网膜出血表浅稀疏，多位于后极部。静脉虽然扩张但不迂曲发暗。常见棉絮状斑和黄斑星芒状渗出。而视网膜静脉阻塞患者常有高血压，多为单眼发病，静脉高度迂曲扩张视网膜出血多。

23.2 眼针技术在视网膜静脉阻塞中的临床应用

本病属眼科急症，论治时，应注意止血勿使留瘀，消瘀勿使再出血。慎重而灵活地使用活血药。辨证中应注意水肿、渗出与瘀血、痰湿有关，配合化痰利湿、散结之中药，病至后期则当配伍补肝肾、益气血以善其后。治疗疗程较长，宜内外同治，促进瘀血吸收，防止新生血管形成及继发新生血管性青光眼。

23.2.1 技术一

取穴 眼针 2 区、4 区、5 区、7 区、8 区、球后、承泣、四白、睛明、太阳等。配穴：脾俞穴、肝俞穴、太冲穴等。

操作规程 眼针 2、7 区沿眶缘向颞侧皮下斜刺，4 区、5 区沿眶缘向鼻侧斜刺，8 区沿眶缘向颞上方皮下斜刺，进针时用 0.5 寸毫针进针 0.5 寸；球后、承泣、太阳及睛明，进针采用 1 寸毫针直刺 0.5~1 寸。太冲穴直刺，肝俞、脾俞穴针尖斜向外侧斜刺，进针完毕后嘱患者闭眼，坐位或仰卧位。

留针 30~60 分钟，期间不断观察患者情况，并嘱患者家属协同留观。

方药 治以理气解郁，化瘀止血。常用方药加味逍遥散加血府逐瘀汤加减：当归、白芍、柴胡、茯苓、白术、炙甘草、栀子、丹皮、生地、桃仁、红花、枳壳、赤芍、牛膝、桔梗等。

主治 视网膜静脉阻塞气滞血瘀型：临床可见眼外观端好，视力骤降，眼底见视网膜静脉迂曲扩张，视网膜火焰状出血、水肿，或周边部视网膜静脉旁白鞘，局灶性出血，全身有眼胀头痛，胸胁胀痛；或情志抑郁，食少嗳气；或忿怒暴悖，烦躁失眠；或乳房胀痛，月经不调；舌红有瘀斑，苔薄白，脉弦或涩等。

23.2.2 技术二

取穴 眼针 2 区、4 区、5 区、7 区、8 区、球后、承泣、四白、睛明、太阳等。配穴：脾俞穴、肝俞穴、太冲穴等。

操作规程 眼针 2、7 区沿眶缘向颞侧皮下斜刺，4 区、5 区沿眶缘向鼻侧斜刺，8 区沿眶缘向颞上方皮下斜刺，进针时用 0.5 寸毫针进针 0.5 寸；球后、承泣、太阳及睛明，进针采用 1 寸毫针直刺 0.5~1 寸。太冲穴直刺，肝俞、脾俞穴针尖斜向外侧斜刺，进针完毕后嘱患者闭眼，坐位或仰卧位。

留针 30~60 分钟，期间不断观察患者情况，并嘱患者家属协同留观。

方药 中药治以滋阴潜阳。常用方药：天麻钩藤饮加肾气丸加减。潮热口干明显者，加生地、麦冬、知母、黄柏，以滋阴降火；头重脚轻，腰膝疲软者，加龟板、首乌、白芍，以滋阴潜阳；纳食不佳者，加神曲、陈皮，以理气醒脾。

主治 视网膜静脉阻塞阴虚阳亢型：临床可见眼症同前，兼见头晕耳鸣，面热潮红，头重脚轻，失眠多梦，烦躁易怒，腰膝酸软；舌红少苔，脉弦细。

23.2.3 技术三

取穴 眼针 2 区、4 区、5 区、7 区、8 区、球后、承泣、四白、睛明，太阳等。配穴：脾俞穴、肝俞穴、太冲穴等。

操作规程 眼针 2、7 区沿眶缘向颞侧皮下斜刺，4 区、5 区沿眶缘向鼻侧斜刺，8 区沿眶缘向颞上方皮下斜刺，进针时用 0.5 寸毫针进针 0.5 寸；球后、承泣、太阳及睛明，进针采用 1 寸毫针直刺 0.5~1 寸。太冲穴直刺，肝俞、脾俞穴针尖斜向外侧斜刺，进针完毕后嘱患者闭眼，坐位或仰卧位。

留针 30~60 分钟，期间不断观察患者情况，并嘱患者家属协同留观。

方药 中药治以清热除痰，化瘀通络。常用方药桃红四物汤合温胆汤加减：桃仁、红花、生地，当归、白芍、赤芍、川芎、清半夏，栀子，竹茹，陈皮，茯苓，生姜等。

主治 视网膜静脉阻塞痰瘀互结型：临床可见主要证候为眼症同前，形体肥胖，兼见头重眩晕，胸闷脘胀；或是病程较长，眼底水肿渗出明显，或有黄斑囊样水肿；舌苔腻或舌有瘀点，脉弦或滑。

23.2.4 技术四

取穴 眼针 2 区、4 区、5 区、7 区、8 区、球后、承泣、四白、睛明、太阳等。配穴：脾俞穴、肝俞穴、太冲穴等。

操作规程 眼针 2、7 区沿眶缘向颞侧皮下斜刺，4 区、5 区沿眶缘向鼻侧斜刺，8 区沿眶缘向颞上方皮下斜刺，进针时用 0.5 寸毫针进针 0.5 寸；球后、承泣、太阳及睛明，进针采用 1 寸毫针直刺 0.5~1 寸。太冲穴直刺，肝俞、脾俞穴针尖斜向外侧斜刺，进针完毕后嘱患者闭眼，坐位或仰卧位。

留针 30~60 分钟，期间不断观察患者情况，并嘱患者家属协同留观。

方药 中药治以养心健脾，益气摄血。常用方药：归脾汤合天王补心丹加减。常用药有：党参、白术、当归、陈皮、茯苓、炙甘草、黄芪、升麻、柴胡、地黄等。

主治 视网膜静脉阻塞心脾两虚型：临床可见病程较久，视网膜静脉反复出血，其色较淡，常伴有面色萎黄或㿠白，心悸健忘，肢体倦怠，少气懒言，月经量少或淋漓不断，纳差便溏；舌淡胖，脉弱。

23.2.5 技术五

取穴 眼针 2 区、4 区、5 区、7 区、8 区、球后、承泣、四白、睛明，太阳等。配穴：脾俞穴、肝俞穴、太冲穴等。

操作规程 眼针 2、7 区沿眶缘向颞侧皮下斜刺，4 区、5 区沿眶缘向鼻侧斜刺，8 区沿眶缘向颞上方皮下斜刺，进针时用 0.5 寸毫针进针 0.5 寸；球后、承泣、太阳及睛明，进针采用 1 寸毫针直刺 0.5~1 寸。太冲穴直刺，肝俞、脾俞穴针尖斜向外侧斜刺，进针完毕后嘱患者闭眼，坐位或仰卧位。

留针 30~60 分钟，期间不断观察患者情况，并嘱患者家属协同留观。

方药 中药治以清胃泻火，凉血止血。常用方药：玉女煎合泻心汤加减。常用药有：熟地、石膏、沙参、玉竹、炙甘草、生地、地骨皮、小蓟、大蓟等。

主治 视网膜静脉阻塞胃火炽盛型：临床可见眼前突见黑影，继则视物昏矇，黑影飘动，甚则不见人物，神膏浊甚，眼内出血多则不见眼底，或伴口臭、齿衄，口干喜冷饮，嘈杂易饥，舌红苔黄脉数。

23.3 其他治疗

23.3.1 中成药治疗

1）云南白药胶囊：用于早期止血，每次 0.5g，每日 3~4 次。
2）和血明目片：用于早期止血，每次 1.55g，每日 3 次。

23.3.2 西医治疗

1）治疗原发病。
2）可应用尿激酶等纤溶剂（中后期）。
3）视网膜激光光凝术。
4）手术治疗。

23.4 预后

本病预后因阻塞的原因、部位、程度等不同而有很大差异。炎症引起的阻塞由于血管壁与内膜肿胀是可逆的，不同于因动脉硬化而引起的阻塞，后者静脉管壁增厚、管腔狭窄由内膜下及内膜细胞增生所致，是不可逆的，故炎症性阻塞的预后优于硬化性阻塞。就阻塞部位而言，分支阻塞优于半侧阻塞，半侧阻塞又优于总干阻塞。就阻塞程度而言，不完全性（非缺血性者）阻塞优于完全性（缺血性）阻塞。但这些都不是绝对的，是否能早期形成有效的侧支循环，是否能得到及时合理的治疗等，都直接影响预后。黄斑部出现水肿，短期内没有消退者，势必严重损害中心视力。特别是中央静脉完全性阻塞，荧光造影见大片无灌液压区者，不仅致盲率高，而且新生血管性青光眼的并发率亦高，预后较差。

（王文峰）

24 中心性浆液性脉络膜视网膜病变

24.1 中心性浆液性脉络膜视网膜病变的概述

24.1.1 概念

中心性浆液性脉络膜视网膜病变或称中心性浆液性视网膜脉络膜病变。本病为发生在黄斑部的孤立的渗出性脉络膜视网膜病变，伴有视网膜下新生血管及出血。本病多见于 20~40 岁青壮年，无性别差异，多单眼发病。由于新生血管的渗漏、出血、机化，最后形成瘢痕，使中心视力永久性损害。

24.1.2 病因病机

(1) 中医病因病机

中心性浆液性脉络膜视网膜病变属于祖国医学"视瞻昏渺"的范畴，视瞻昏渺之病名见于《证治准绳》。病因病机可归结为：湿热痰浊内蕴，上犯清窍；情志不舒，气滞血郁，玄府不利；肝肾不足，精血亏耗；或心脾两虚，气血不足，目失所养，神光衰微。

(2) 西医病因病机

引起本病的原因较多，中国不少病例可能与结核、病毒感染有关。发病前常伴有应激情况发生，如精神紧张、过度劳累等，此时患者血液中儿茶酚胺和皮质醇水平升高。在动物实验中，反复注射去甲肾上腺素和糖皮质激素即能诱发类似中心性浆液性脉络膜视网膜病变的临床表现。其他高危因素还包括抽烟、酗酒、应用抗生素和抗组胺药物、自身免疫病、高血压、肾上腺肿瘤等。有关皮质类固醇激素和儿茶酚胺在中心性浆液性脉络膜视网膜病变发病中的作用尚不完全清楚。推测肾上腺素导致脉络膜血管收缩与血流改变，皮质类固醇激素水平升高能增加毛细血管脆性和通透性，进而导致脉络膜循环失调。皮质类固醇激素还可以直接损伤 RPE 细胞或其间的紧密连接，延缓受损 RPE 细胞的修复过程。实验动物模型显示，升高的皮质类固醇激素和儿茶酚胺水平能扰乱脉络膜毛细血管血流的自身调节。

24.1.3　临床表现

患者轻度视力下降，视物变形、变小并伴色觉改变；中心或旁中心暗点；对比敏感度降低；由于黄斑区浆液性脱离导致患者远视性屈光改变。

眼底检查，黄斑或黄斑区外卵圆形或圆形视网膜神经上皮层脱离，脱离的视网膜呈半透泡状隆起，隆起的边缘可见反光晕，中心凹光反射消失，脱离区视网膜下可有黄白色点状沉着物，对应荧光素血管造影渗漏点部位常可见脱色素黄色小点，神经上皮脱离区内或毗邻可伴有水泡样 RPE 脱离，病程较久者可伴色素紊乱或 RPE 萎缩区。少数患者表现为单纯浆液性色素上皮脱离，并可以长期存在。

偶有患者在浆液性脱离区见到浅灰色混浊，组织病理学研究发现视网膜下或（和）RPE 下有纤维素存在，随着浓度的增加，纤维素分子聚合，形成卵黄色或灰色混浊，此为伴有纤维素渗出的中心性浆液性脉络膜视网膜病变，在 PDT 治疗后随着 RPE 渗漏终止该渗出迅速消退。

一些患者病程迁延 6 个月以上，眼底表现为弥散性视网膜色素上皮层失代偿，FFA 常无明确渗漏点，而 OCT 检查有明确浆液性脱离，此时称为慢性中心性浆液性脉络膜视网膜病变。慢性中心性浆液性脉络膜视网膜病变长年迁延不愈，可继发脉络膜新生血管，甚至导致永久性视力丧失。

24.1.4　临床诊断

(1) 西医诊断

患者轻度视力下降，视物变形、变小并伴色觉改变，中心或旁中心暗点，对比敏感度降低；检视眼底可见各种不同的病理表现，初起黄斑区及其周围可出现局限性水肿，呈圆形或椭圆形，范围为 1~3 个视乳头直径，与正常视网膜交界处形成一反光晕轮，或光反射弧，水肿区颜色较暗，黄斑中心凹光反射减弱、弥散或消失。数周后，病变区内常有黄白色点状渗出，偶可见暗红色小出血点。2~3 个月后，病变逐渐恢复，如果水肿全部吸收，可不留任何痕迹，或遗留色素沉着，中心凹光反射恢复。屡次发作者，黄斑部色素紊乱明显，甚至可发生黄斑囊样变性，预后视力恢复不佳。常用的特殊检查如下。

1) 荧光素眼底血管造影（FFA）：中浆典型的 FFA 表现是一个或多个 RPE 水平的荧光素渗漏，随造影过程表现为墨渍或冒烟状渗漏扩大，造影晚期在视网膜脱离区形成淡淡的盘状高荧光。慢性中浆患者可不表现为典型的荧光素渗漏点，代之以后极部视网膜弥漫的 RPE 脱色素或色素沉着引起的窗样透见荧光或色素遮蔽荧光，在此基础上有些患者合并存在 RPE 渗漏点。对于大泡性视网脱离恢复后的患者，可见到由后极向下的带状透见荧光区，此为 RPE 萎缩所致。大多数中浆患者合并浆液性 RPE 脱离，FFA 表现为造影后期界限清楚、形态大小不变、染色均匀的高荧光池。

2）中浆的吲哚菁绿血管造影（ICGA）：在造影早期和中期可见脉络膜血管扩张渗漏所致的高荧光区。这些高荧光区的范围常毗邻或包含 FFA 渗漏点位置。

3）光相干断层扫描（OCT）：能定性、定量检测视网膜和 RPE 的浆液性脱离并追踪视网膜下液消退过程，为临床病程提供了客观的检测方法。

4）视野：急性期中心视野存在相对或绝对中心暗点，尤其是 Amsler 表检查暗点更明确，且有视物变形，恢复期后中心视野可以正常。但是对于病程长的病例，或反复多次发作病例，中心视野可能存在相对的暗点。

（2）中医诊断

患眼外观端好，视物昏矇，有如遮隔轻纱薄雾，或见眼前黑花飞舞，或有闪光幻觉，或见眼前中央有一团灰色或黄褐色阴影，视物变形，如视直如曲、视大为小等，检视眼底可见脉络膜、视网膜相应病变。

（3）鉴别诊断

根据上述临床表现，本病诊断并不困难，但应注意与下列几种病变相鉴别。

1）下方周边部视网膜脱离，因黄斑部亦受到波及而误诊为本病。所以发现黄斑部有神经上皮层浅脱离，特别是其下方有放射皱褶者，必须扩瞳检查眼底周边部。

2）中间部葡萄膜炎，其病理毒性产物侵及黄斑部，引起水肿，产生与中浆病相似的症状。但该病前部玻璃体内有尘埃状混浊，有时出现少量角膜后沉着物。充分扩瞳后用三面镜检查，在锯齿缘附近可以发现炎症渗出、出血和视网膜血管白鞘。

24.2 眼针技术在中心性浆液性脉络膜视网膜病变中的临床应用

24.2.1 技术一

取穴 眼针 1 区、5 区、7 区、球后、承泣、四白、睛明，太阳等。配穴：脾俞穴、肝俞穴、足三里穴等。

操作规程 眼针 1、7 区沿眶缘向颞侧皮下斜刺，5 区沿眶缘向鼻侧斜刺，进针时用 0.5 寸毫针进针 0.5 寸；球后、承泣、太阳及睛明，进针采用 1 寸毫针直刺 0.5~1 寸。足三里穴直刺，肝俞、脾俞穴针尖斜向外侧斜刺，进针完毕后嘱患者闭眼，坐位或仰卧位。

留针30~60分钟，期间不断观察患者情况，并嘱患者家属协同留观。

方药　中药治以健脾利湿。常用中药二陈汤：姜半夏6g、陈皮15g、白茯苓10g、甘草（炙）6g、党参10g、白术10g等。

主治　中心性浆液性脉络膜视网膜病变脾虚湿困型：临床可见视物模糊，伴头昏乏力，神疲倦怠，纳呆便溏，舌淡苔白，脉弱。

24.2.2　技术二

取穴　眼针2区、4区、5区、8区、球后、承泣、四白、睛明，太阳等。配穴：脾俞穴、肝俞穴、三阴交穴等。

操作规程　眼针2区沿眶缘向颞侧皮下斜刺，4区、5区沿眶缘向鼻侧斜刺，8区沿眶缘向颞上方皮下斜刺，进针时用0.5寸毫针进针0.5寸；球后、承泣、太阳及睛明，进针采用1寸毫针直刺0.5~1寸。三阴交穴直刺，肝俞、脾俞穴针尖斜向外侧斜刺，进针完毕后嘱患者闭眼，坐位或仰卧位。

留针30~60分钟，期间不断观察患者情况，并嘱患者家属协同留观。

方药　中药治以滋阴降火。常用方药知柏地黄汤加减：熟地20g、山茱萸15g、山药20g、泽泻15g、丹皮12g、茯苓25g、知母12g、黄柏12g等。

主治　中心性浆液性脉络膜视网膜病变阴虚火旺型：临床可见起病急，视力下降，黄斑部出血，兼五心烦热，口干咽燥，舌红少苔，脉细数。

24.2.3　技术三

取穴　眼针1区、3区、4区、5区、7区、球后、承泣、四白、睛明，太阳等为主。配穴：脾俞穴、肝俞穴、足三里穴等。

操作规程　眼针1区、3区沿眶缘向颞侧皮下斜刺，4区、5区沿眶缘向鼻侧斜刺，7区沿眶缘向颞下方皮下斜刺，进针时用0.5寸毫针进针0.5寸；球后、承泣、太阳及睛明，进针采用1寸毫针直刺0.5~1寸。足三里穴直刺，肝俞、脾俞穴针尖斜向外侧斜刺，进针完毕后嘱患者闭眼，坐位或仰卧位。

留针30~60分钟，期间不断观察患者情况，并嘱患者家属协同留观。

方药　中药治以化痰软坚。常用方药：二陈汤合血府逐瘀汤。二陈汤：姜半夏6g、陈皮15g、白茯苓9g、甘草（炙）6g、当归9g、生地黄9g、桃仁12g、红花9g、枳壳6g、赤芍6g、川芎5g、柴胡3g、桔梗5g、牛膝9g等。

主治　中心性浆液性脉络膜视网膜病变痰瘀互结型：临床可见起病急，视力下降，黄斑部渗出，兼胸膈胀满，眩晕心悸，苔白腻、黄腻，脉沉滑，弦涩。

24.3　其他治疗

（1）药物治疗

药物治疗包括口服 B 族维生素、维生素 E、路丁及肌苷等，恢复期慎用扩血管药物及碘剂、锌剂。

1）复合维生素 B 片 2 片，每日 3 次，口服。

2）维生素 E 200mg，每日 3 次，口服；路丁 40mg，每日 3 次，口服。

3）肌苷 400mg，每日 3 次，口服。

4）维脑路通片 200mg，每日 3 次，口服。

5）锌剂：硫酸锌片 100mg，每日 2 次，口服。

（2）激光光凝

激光光凝渗漏点是本病首选疗法。光凝后约 1 周左右，神经上皮层浆液性脱离开始消退，2~3 周内完全消失。但本病是一种自限性疾病，有自愈倾向，如果激光光凝使用不当，反而给患者造成灾难性结果。因此，如何正确应用激光光凝极为重要。综合国内外文献，适应证如下。

1）有明显荧光渗漏，渗漏点位于视盘-黄斑纤维束以外，离中心小凹 250μm以上，浆液性脱离严重者。

2）有面积较大的神经上皮层脱离，伴有直径 1PD 以上的色素上皮层脱离者。

3）病程 3 个月以上仍见到荧光渗漏，并有持续存在的浆液性脱离者。

24.4　按语

患者黄斑浆液脱离一般在 3 个月内自发消退，大多数能恢复到正常视力。痊愈后，可以看到色素上皮瘢痕，首次发病后 1/3~1/2 患者可复发，10% 的患者会有 3 次以上的复发。反复发病或迁延不愈者可损伤视功能，导致中心视力、对比敏感度、色觉等视功能异常，约 5% 患者视功能严重受损，真正病因不明，有自愈及复发倾向。多由于精神紧张、睡眠不佳、过劳、病源及全身性感染、过敏性疾病、外界寒冷影响等因素而诱发。因此本病应以预防及早期治疗为重点。平常要合理安排作息，劳逸结合，避免诱发本病的诸多因素。患病后，也不必忧虑，应适当休息，避免过度用脑及体力劳动，少看电视及书报。目前比较一致的看法是镭射疗法效果较好。经眼底荧光血管造影精确定位后应用氩绿光光凝，封闭渗漏点可缩短病程，达到较好疗效。此外，适当配合中西药治疗，大多数病例可以在 1~6 个月内治愈。少数病例慢性迁延或多次复发，可导致视力永久性下降。患者病情好转后为减少疾病复发应避免过度劳累，避免应激状况发生，忌烟酒，尤其应避免摄入激素类药物。另外，避免脑力及体力过度疲劳，避免情绪激动、抑郁、忧伤等，放松身心对本病的治疗和防止复发有重要意义。

（王文峰）

25 视网膜色素变性

25.1 视网膜色素变性的概述

25.1.1 概念

视网膜色素变性（RP）是以进行性视力减退、夜盲和视野缩小及弥散性眼底视网膜色素沉着为主要特征的遗传性眼病。本病属于视锥、视杆营养不良。遗传方式为常染色体显性、隐性或性连锁隐性遗传。若发病年龄小，多为性连锁隐性遗传，病情重，失明较早。若发病年龄大，病情较轻，多为常显遗传，失明也较晚。多双眼受累，单眼或象限性受累者少见。病情发展缓慢，预后不良。我国部分地区的调查资料显示群体发病率约为1/3500，男多于女，常见一家族中数人同患此病，近亲结婚子女尤为多见。且本病患者及其家人常可同时有精神紊乱、癫痫或智力减退等症状，有时也伴有聋哑或先天畸形等症。

25.1.2 病因病机

（1）中医病因病机

视网膜色素变性中医称之为"高风内障"，高风内障是以夜盲和视野日渐缩窄为主症的眼病。其记载以《太平圣惠方》为早，又名高风雀目。《原机启微》称之为"阳衰不能抗阴之病"。《秘传眼科龙木论》称之为"高风雀目内障"，认为该病"初患之时，肝有积热冲，肾脏虚劳，兼患后风冲，肝气不足"，症状方面"唯见顶上之物"。《审视瑶函》称之为"高风内障"，认为该病"盖元阳不足致病"。《眼科金镜》也称之为"高风内障"，认为该病是由于"阳光不足，肾阴虚损所致，乃阳微阴盛"，就视网膜色素变性而言，古人由于条件所限看不到眼底，只能根据"两目至天晚不明，天晓则明"的症状上进行推测，寻找可能的病因病机，认为"天晚阴长，天时之阴助人身之阴，能视顶上之物，不能下视诸物；至天晓阳长，天时之阳助人身之阳，而眼复明矣"。总体而言，认为该病是元阳不足，阳不胜阴之证。

由此，高风内障多因：①禀赋不足，命门火衰。②肝肾亏损，精血不足。③脾胃虚弱，清阳不升。以上诸种不足，均可使脉道不得充盈，血流滞涩，目失所养，以致神光衰微，夜不见物，视野缩窄。

(2) 西医病因病机

视网膜色素变性是以视网膜色素上皮、视网膜功能障碍为主要临床表现的一种先天遗传性致盲眼病。本病属于遗传性视杆、视锥细胞营养不良性疾病，以夜盲、视野缩小、眼底骨细胞样色素沉着为特征。数十年来国内外眼科界多项基础研究证实："视网膜色素变性与脉络膜血流减少有关"，夜盲、管状视野的形成预示脉络膜血流已无法满足视杆细胞的代谢需求，与脉络膜毛细血管区域血流循环功能下降相对应。

本病为遗传性疾病。其遗传方式有常染色体隐性、显性与性连锁隐性三种。以常染色体隐性遗传最多，显性次之，性连锁隐性遗传最少。关于发病机制，近20~30年中，有了一些新的线索。根据电镜、组织化学、电生理、眼底血管荧光造影等检查资料推测，认为本病的发生，主要由于视网膜色素上皮细胞对视细胞外节盘膜的吞噬、消化功能衰退，妨碍营养物质从脉络膜到视网膜的转运，从而引起视细胞的进行性营养不良及逐渐变性和消失。这个过程已在一种有原发性视网膜色素性的 RCS 鼠视网膜中得到证实。至于色素上皮细胞吞噬消化功能衰竭的原因，目前还不清楚，可能与基因异常，某种或某些酶的缺乏有关。在免疫学方面，近年研究发现本病患者体液免疫、细胞免疫均有异常，玻璃体内有激活的 T 细胞、B 细胞与巨噬细胞，视网膜色素上皮细胞表达 HLA-DR 抗原，正常人则无此种表现。同时也发现本病患者有自身免疫现象，但对本病是否是自身免疫病尚无足够证据。生化方面，发现本病患者脂质代谢异常，视网膜中有脂褐质的颗粒积聚；锌、铜、硒等微量元素及酶代谢亦有异常。综上所述，本病可能存在着多种不同的发病机制。

临床得到的标本均为晚期病例。光学显微镜下所见的主要改变为视网膜神经上皮层，特别是视杆细胞的进行性退变，继以视网膜由外向内各层组织的逐渐萎缩，伴发神经胶质增生。色素上皮层也发生变性和增生，可见色素脱失或积聚，并向视网膜内层迁徙。视网膜血管壁发生玻璃样变性而增厚，甚至管腔完全闭塞。脉络膜血管可有不同程度硬化，毛细血管完全或部分消失。视神经可完全萎缩，视神经乳头上常有神经胶质增生，形成膜块，与视网膜内的胶质膜相连接。检眼镜下所见视神经乳头的蜡黄色，一般认为与此有关。

25.1.3　临床表现

(1) 夜盲

夜盲为本病最早出现的症状，常始于儿童或青少年时期，且多发生在眼底有可见改变之前。开始时轻，随年龄增长逐渐加重。极少数患者早期亦可无夜盲主诉。

（2）暗适应检查

早期视锥细胞功能尚正常，视杆细胞功能下降，使视杆细胞曲线终未阈值升高，造成光色间差缩小。晚期视杆细胞功能丧失，视锥细胞阈值亦升高，形成高位的单相曲线。

（3）视野与中心视力

早期有环形暗点，位置与赤道部病变相符。其后环形暗点向中心和周边慢慢扩大而成管状视野。中心视力早期正常或接近正常，随病程发展而逐渐减退，终致完全失明。

（4）视觉电生理

ERG 无反应，尤其 b 波消失是本病的典型改变，其改变常早于眼底出现改变。EOG LP/DT 明显降低或熄灭，即使在早期，当视野、暗适应、甚至 ERG 等改变尚不明显时，已可查出。故 EOG 对本病诊断比 ERG 更为灵敏。

（5）色觉

多数患者童年时色觉正常，其后渐显异常。典型改变为蓝色盲，红绿色觉障碍较少。

（6）眼底检查

眼底检查所见：①视网膜色素沉着：始于赤道部，色素呈有突的小点，继而增多变大，呈骨细胞样，有时呈不规则的线条状，围绕赤道部成宽窄不等的环状排列。色素多位于视网膜血管附近，特别多见于静脉的前面，可遮盖部分血管，或沿血管分布，于血管分支处更为密集。②视网膜血管改变：血管一致性狭窄，随病程进展而加重，尤以动脉为显著。在晚期，动脉成细线状，离开视神经乳头一段距离后即难以辨认而似消失，但不变从白线，亦无白鞘包绕。③荧光血管眼底造影所见：病程早期显示斑驳状强荧光；病变发展明显时，有大面积强烈的透见荧光，色素沉着处则为遮蔽荧光。晚期因脉络膜毛细血管萎缩，而显示大片弱荧光并见脉络膜血管萎缩。

25.1.4　临床诊断

（1）西医诊断

1）首先是视力和中心视力会发生改变，在早期会有环形的暗点出现，它的位置和赤道部病变是十分相符的。然而环形暗点会向中心以及周边慢慢的变大，从而就会形成管状的视野。在早期中心视力是正常的或者是接近正常，但它会随着病程发展，而逐渐的减退，到最后会完全失明。

2）夜盲也是遗传性视网膜色素变性的早期症状表现，一般发生在眼底有可见改变之前。这种病症开始于儿童或青少年时期，在开始的时候是非常轻微的，但会随年龄增长逐渐加重。

3）色觉也会发生改变，大多数的患者在童年的时候，色觉是正常的，到最后则会逐渐的变得异常。最典型改变就是为蓝色盲，红绿色觉障碍是很少见的。

4）进行暗适应检查，早期的视锥细胞功能是不正常的，视杆细胞功能也会出现下降，视杆细胞曲线终未阈值也就会升高，光色间差就会很快的缩小。晚期的时候视杆细胞功能会丧失，视锥细胞阈值就会变的很高，也就形成了高位的单相曲线。

5）本病随病程进展而渐次出现眼底改变，典型的改变有：视乳头颜色蜡黄；视网膜血管变细，尤以动脉为明显；视网膜赤道部有骨细胞样色素沉着，随病情加重而逐渐增多，并向后部中心发展，最后布满整个视网膜。

（2）中医诊断

视网膜色素变性相当于祖国医学之高风内障，高风内障是以夜盲和视野日渐缩窄为主症的眼病。其记载以《太平圣惠方》为早，又名高风雀目。《原机启微》称之为"阳衰不能抗阴之病"。视网膜色素变性具有遗传倾向，多于青少年时期发病。一般双眼罹患，病程漫长，日久则成青盲，或瞳内变生翳障。高风内障表现为初起入暮或黑暗处视物不清，行动困难，至天明或光亮处视力复常；日久病情加重，视野日渐缩窄，甚至缩窄如管状，仅见眼前事物，不能看到周围空间，因而行动极为困难，最终可失明。眼外观无异常；眼底检查可见视神经乳头颜色蜡黄，视网膜血管显著变细，周边部视网膜有星状、骨细胞样或不规则形状色素沉着，逐渐向后部中央发展；整个眼底颜色污秽，后期晶状体可变混浊。

（3）鉴别诊断

视神经萎缩和骨细胞样色素变性可继发于感染（如梅毒）、炎症（严重葡萄膜炎）、脉络膜血管阻塞、中毒和系统性代谢异常。视网膜变性可伴有系统性疾病，应注意鉴别。

先天性梅毒和孕妇在妊娠第3个月患风疹后引起的胎儿眼底病变，出生后眼底所见与本病几乎完全相同，ERG、视野等视功能检查结果也难以区分，只有在确定患儿父母血清梅毒反应阴性及母亲妊娠早期无风疹病史后，才能诊断为原发性色素变性，必要时还需较长时间随访观察，先天性继发性色素变性在出生时即已存在，病情静止。

（4）并发症

后极性白内障是本病常见的并发症。一般发生于晚期，晶状体混浊呈星形，位于后囊下皮质内，进展缓慢，最后可致整个晶状体混浊。1%~3%病例并发青光眼，多为宽角性，闭角性少见。有人从统计学角度研究，认为青光眼是与本病伴发而非并发症。约有50%的病例伴有近视。近视多见于常染色体隐性及性连锁隐性遗传患者，亦可见于家族中其他成员。聋哑病兼患本病者亦高达 19.4%。视网膜与内耳 Corti 器官均源于神经上皮，所以二者的进行性变性可能来自同一基因。

色素变性与耳聋不仅可发生于同一患者，也可分别发生于同一家族的不同成员，但二者似乎不是源于不同基因，可能为同一基因具有多向性所致。本病可伴发其他遗传性疾病，典型者具有视网膜色素变性、生殖器官发育不良、肥胖、多指（趾）及智能缺陷五个组成部分。该综合征出现于发育早期，在 10 岁左右（或更早）已有显著临床表现，五个组成部分不全具备者，称不完全型。此外，本病单眼或其他器官的并发或伴发疾病者，少见。

25.2 眼针技术在视网膜色素变性中的临床应用

本病会使正常的视力变得模糊，行动困难，最终会给患者的生活带来极大的影响。因此需要积极检查、对症治疗才能减少病痛。对患者进行遗传咨询、告知本病的知识。

25.2.1 技术一

取穴 眼针 2 区、3 区、4 区、6 区、球后、承泣、四白、睛明，太阳等。配穴：脾俞穴、肝俞穴、足三里穴、关元等。

操作规程 眼针 2、3 区沿眶缘向颞侧皮下斜刺，4 区、6 区沿眶缘向鼻侧斜刺，进针时用 0.5 寸毫针进针 0.5 寸；球后、承泣、太阳及睛明，进针采用 1 寸毫针直刺 0.5~1 寸。足三里、关元穴直刺，肝俞、脾俞穴针尖斜向外侧斜刺，进针完毕后嘱患者闭眼，坐位或仰卧位。

留针 30~60 分钟，期间不断观察患者情况，并嘱患者家属协同留观。

方药 中药治以温补肾阳。常用方药为主方右归丸加减：黄芪、党参、熟地黄、路路通、菟丝子、密蒙花、女贞子、枸杞子、熟附子、茺蔚子、当归、白芍、桃仁、红花、升麻、柴胡、甘草等。

主治 视网膜色素变性肾阳不足型：临床可见初起入暮或黑暗处视物不清，行动困难，日久视野日渐缩窄。全身形寒肢冷，腰膝酸软，阳痿尿频。舌淡脉沉。

25.2.2 技术二

取穴 眼针 2 区、3 区、4 区、5 区、球后、承泣、四白、睛明，太阳等。配穴：肾俞穴、肝俞穴、三阴交穴等。

操作规程 眼针 2 区、3 区沿眶缘向颞侧皮下斜刺，4 区、5 区沿眶缘向鼻侧斜刺，进针时用 0.5 寸毫针进针 0.5 寸；球后、承泣、太阳及睛明，进针采用 1 寸毫针直刺 0.5~1 寸。三阴交穴直刺，肝俞、肾俞穴针尖斜向外侧斜刺，进针完毕后嘱患者闭眼，坐位或仰卧位。

留针 30~60 分钟，期间不断观察患者情况，并嘱患者家属协同留观。

方药 配合中药治以滋养肝肾。常用方药为明目地黄丸加丹参、川芎、桃仁、细辛、决明子、夜明砂、白芍、谷精草、枸杞子、青葙子等。或明目地黄丸、石斛夜光丸、杞菊地黄丸等辨证口服。

主治 视网膜色素变性肝肾阴虚型：眼内干涩，头晕耳鸣，心烦少寐，多梦遗精。舌红少苔，脉细数。

25.2.3　技术三

取穴 眼针 4 区、5 区、7 区、球后、承泣、四白、睛明，太阳等。配穴：脾俞穴、肝俞穴、足三里穴等。

操作规程 眼针 5 区、7 区沿眶缘向颞侧皮下斜刺，4 区沿眶缘向鼻侧斜刺，进针时用 0.5 寸毫针进针 0.5 寸；球后、承泣、太阳及睛明，进针采用 1 寸毫针直刺 0.5~1 寸。足三里穴直刺，肝俞、脾俞穴针尖斜向外侧斜刺，进针完毕后嘱患者闭眼，坐位或仰卧位。

留针 30~60 分钟，期间不断观察患者情况，并嘱患者家属协同留观。

方药 中药治以补脾益气。常用方药：补中益气汤加减或益气聪明汤加丹参、川芎、桃仁、细辛、决明子、夜明砂、白芍、谷精草、枸杞子、青葙子等。

主治 视网膜色素变性脾胃虚弱型：兼面白神疲，食少乏力。舌淡苔白，脉弱。

25.3　其他治疗

1）药物治疗时可用营养素及抗氧化剂，如维生素 A、维生素 E 等延缓本病。文献中有试用血管扩张剂、维生素 A 及维生素 B_1、组织疗法、各种激素等方法。

2）必要时可采取手术治疗本病。

25.4　视网膜色素变性的预防常识

（1）禁止近亲联姻

本病隐性遗传者其先辈多有近亲联姻史，禁止近亲联姻可使本病发病率减少约 22%。

（2）避免"病病结合"

隐性遗传患者应尽量避免与有本病家族史者结婚，更不能与也患有本病者结婚，显性遗传患者其子女发生本病的风险为 50%。

（3）**夜盲症患者应及早检查治疗**

因为视网膜色素变性患者早期即表现为夜盲，常在儿童和少年期发病，随着年龄增长症状加重。

（4）**维生素**

适当摄入维生素 A，因为维生素 A 能预防夜盲症。

（王文峰）

26 视神经萎缩

26.1 视神经萎缩概述

26.1.1 概念

视神经萎缩是由神经胶质纤维增生和血液循环障碍而导致的视神经纤维退行性病变，这是一种慢性进行性眼底疾病，多发于青壮年。表现为视力逐渐减退或消失，瞳孔扩大，对光反射减弱或消失，终至失明，眼底视乳头颜色变淡或苍白，视野向心性缩小，或呈扇形缺损，有的无暗点，有的相对或绝对无暗点。早期可无自觉症状，直至中心视力及色觉（先红后绿）发生障碍时才被注意。本病归属"青盲"范畴。

临床上根据病因、病变本质和视乳头的表现分为：原发性和继发性两种病变。原发性视神经萎缩病变位于球后，向下行萎缩，表现为视乳头苍白而界限清楚，筛板清晰可见，常见于球后视神经炎、多发性硬化、变性疾病等，由外伤、眶内肿瘤或炎症压迫、球后视神经炎、遗传性疾病及烟酒、甲醇、铅中毒等引起。继发性者视乳头苍白，边界不清楚，不能窥见筛板，常见于由眼内疾病引起，多由视神经炎、视乳头水肿、视网膜脉络膜病变、视网膜血管病变晚期转变而来。

26.1.2 病因病机

(1) 中医病因病机

引起视神经萎缩的病因包括外感六淫、七情郁结、饮食不节、劳逸过度、热病久病、头目外伤及先天禀赋不足等。最早记载见于《诸病源候论》，"青盲者，谓眼本无异，瞳子黑白分明，直不见物耳。"并指出其病因与"脏腑气血不荣于睛"有关，对后世产生了较大影响。至唐代，开始探索治疗之法，《外台秘要》一书载述了"深师疗青盲方"；宋元时代的著名眼科专著《秘传眼科龙术论》提出了小儿青盲一病，曰："在母腹中忽受惊邪之气……便多患眼，其初患夜卧多惊，呕吐痰涎黄汁，渐渐失明。"如傅仁宇之《审视瑶函》一书，对本病病因有新的见解，"是乃玄府幽深之源郁遏，不得发此灵明耳。"书中强调"须讯其为病之始，若伤于七情，则伤于神；若伤于精血，则损于胆，皆不易治，而年老尤难"。

本病总的病机为目中玄府闭塞，致目视不明。其形成与肝肾亏损，精血不足；脾肾阳虚精微不化；久病心营亏损；热病后期，阴精耗伤；七情郁结，肝失条达密切相关。此外，头眼部外伤、肿瘤压迫、颅内手术等使目系受损，脉络瘀滞，玄府闭阻也可形成本病，也可由青风内障、高风内障、暴盲等病演变而成。

（2）西医病因病机

引起视神经萎缩的病因很多，视神经的各种疾病，如炎症、蜕变、缺血、外伤和肿瘤压迫等均可引起视神经萎缩，但有时临床上很难查出视神经萎缩的病因。一般常见的原因有：①视网膜神经节细胞或神经纤维的损害，如视网膜色素变性、严重的脉络膜视网膜变性、炎症及萎缩。②视神经脱髓鞘疾病，如多发性硬化、弥散性硬化和视神经脊髓炎等。③炎症，如视神经炎、脑膜炎、脑炎、脑脓肿及败血症等。④缺血性疾病，如视网膜中央动脉阻塞、颈内动脉供血不足或阻塞、动脉硬化、高血压、巨细胞动脉炎、红斑狼疮、大量失血和低眼压性青光眼等。⑤视盘水肿。⑥中毒及营养障碍，如砷、铅、甲醇、奎宁、乙胺丁醇和烟草等的毒性损害，以及 B 族维生素的缺乏，如严重营养不良、维生素 B_1 缺乏病和恶性贫血等。⑦压迫，如颅内、眶内肿瘤或血管瘤的压迫，尤以垂体肿瘤对视交叉的压迫为视神经萎缩最常见的原因之一。此外，骨质增生如湿疹样癌以及外伤引起的视神经管骨折的碎片对视神经的压迫等。⑧遗传性疾病，如 Leber 遗传性视神经病、Behr 综合征、黏多糖贮积病和脂沉积症等。⑨肿瘤，如视神经的原发性肿瘤或转移性肿瘤。⑩梅毒，晚期梅毒如脊髓结核及麻痹性痴呆等。

发病机制如下：

1）兴奋性神经递质：兴奋性神经递质在细胞缺血或应激状态下会大量释放出来。持续缺氧引起细胞膜去极化，而膜的去极化又反过来促进兴奋性神经递质的释放并减少突触对这些兴奋性神经递质的摄取，以致细胞外兴奋性神经递质聚集，这些兴奋性神经递质在细胞外的大量聚集导致了兴奋性神经毒素作用，即递质作用于受体，引起钙离子大量内流。在此情况下，突触后细胞不能有效地调节其胞内钙离子量，从而使更多的钙离子在细胞内聚集，引起细胞损伤甚至死亡。

2）钙离子超载：细胞内钙离子水平的升高可导致神经毒性作用，其机制在于激活下列物质：分解代谢的酶类、磷脂酶、蛋白激酶、过氧化物及其他自由基等，这些物质均与神经毒性有关。

3）一氧化氮（NO）的神经毒性：谷氨酸与 NMDA 受体结合的一个作用就是引起钙离子进入突触后细胞在此处合成一氧化氮（氧化亚氮）。钙离子一进入细胞即与钙调蛋白结合，进而激活了氧化亚氮合成酶（NOS），后者催化 L-精氨酸合成氧化亚氮。

4）自由基的毒性作用：应激缺氧、兴奋性毒素释放导致细胞死亡的过程，需某种分子介导才可能导致神经损害，氧自由基即是这类介质之一。氧自由基引起损害的另一途径是干扰氧化亚氮调节血管张力的自然能力。

5）神经生长因子及受体的改变：正常中枢神经系统内的神经营养因子有多种，神经生长因子可以促进和维持神经元生存、生长、分化和执行功能的作用，但没有刺激分裂的作用；保护神经元免受兴奋性毒素的损害；刺激原始胶质细胞分化，调节多肽的表达并参与免疫反应。

6）视网膜神经节细胞凋亡：实验性青光眼模型中视网膜神经细胞存在细胞凋亡的现象。慢性高眼压的早期视网膜神经细胞的损伤中细胞凋亡是其主要的损伤方式。这种神经元的损伤是由于筛板部位阻塞轴浆流，减少了与靶器官的接触所造成的。而且由于轴浆流阻塞使视网膜中的神经营养因子减少，神经节细胞出现凋亡。

26.1.3 临床表现

主要表现视力减退和视神经乳头呈灰白色或苍白。

1）视力减退是最主要的疾病症状表现，但是正常视神经乳头颜色是有多种因素决定的。正常情况下，视神经乳头颞侧颜色大多数较其鼻侧为淡，而颞侧色淡的程度又与生理凹陷的大小有关。婴儿视神经乳头色常淡，或是检查时压迫眼球引起视神经乳头缺血所致。因此不能仅凭视神经乳头的结构和颜色是否正常诊断视神经萎缩，必须观察视网膜血管和视神经乳头周围神经纤维层有无改变，特别是视野、色觉等检查，只有进行综合分析，才能明确视神经乳头颜色苍白的程度。

2）视神经乳头周围神经纤维层病损时可出现裂隙状或楔形缺损，前者变成较黑色，为视网膜色素层暴露；后者呈较红色，为脉络膜暴露。如果损害发生于视神经乳头上下缘区，则更易识别，因该区神经纤维层特别增厚，如果病损远离视神经乳头区，由于这些区域神经纤维层变薄，则不易发现。视神经乳头周围伴有局灶性萎缩常提示神经纤维层有病变，乃神经纤维层在该区变薄所致。虽然常用眼底镜检查也可发现，但用无赤光检眼镜和眼底照像较易检查。视神经乳头小血管通常为9~10根，如果视神经萎缩，这些小血管数目将减少。

26.1.4 临床诊断

(1) 中医临床诊断

表现为视力逐渐减退或消失，其证型为：

1）肝经郁热型：多见于小儿患热性病后，热退而双眼失明，或成人素体肝气旺盛，烦躁易怒，妇女乳房作胀，月经不调，胃纳尚可，二便正常，舌质润，脉细数。

2）肝郁损气型：见有病程缠绵，视物不清，素体气虚，周身乏力，不欲睁眼，胃纳尚可，口不干，二便正常，舌苔薄白，脉和缓或弦细。治则：益气舒肝，滋阴养血。

3）肾虚肝郁型：多见有视物模糊，视力下降，头晕，耳鸣，逆气上冲，胃纳减少，口干，便润，舌苔薄白或无苔，脉弦细尺弱或沉弦数。

4）气血两虚型：多见于病程较长，视物不清，视力下降，胃纳欠佳，周身乏力，易出虚汗，视力久不恢复者。舌苔薄白，脉沉细无力。

（2）西医临床诊断

视神经萎缩是慢性视神经疾病的一个体征，而不是一种疾病，故需寻找病因。随着某些病变的恢复，视力也可有显著的恢复（如压迫视神经的肿瘤去除后中心视力和视野缺损可恢复）。

根据视力及眼底，特别是视野检查，典型者易诊断。色觉对比敏感度试验及VEP 等检查均有一定辅助诊断意义。若见脑脊液中异常细胞，γ-球蛋白增高、病毒抗体滴定度增高等，应怀疑为多发性硬化症。脑脊液中单克隆抗体 90% 可增高，但非特异性 HLA-A3 和 B7 亦有助于诊断。

视神经萎缩为视神经纤维变性的表现，主要症状为视力减退和视神经乳头颜色苍白。病变位于视网膜，累及神经节细胞时，可出现由视网膜向颅内方向发生的萎缩，称为上行性视神经萎缩，视盘萎缩征象一般出现较快；病变位于视神经、视交叉和视束，可引起由颅内向视网膜方向发展的萎缩，称为下行性视神经萎缩，一般经 1~3 个月后，视盘才出现萎缩征象。

临床上一般从视盘的外观上，可区分为原发性（单纯性）视神经萎缩和继发性视神经萎缩两种。

原发性（单纯性）视神经萎缩：为视神经纤维退化，神经胶质细胞沿退化纤维排列方向递次填充，一般是由于球后段视神经、视交叉或视束受压、损伤、炎症、变性或血液供给障碍等所引起。临床上分为全部和部分萎缩两种，前者视盘全部呈白色或灰白色，边缘整齐，生理凹陷轻度下陷，筛板小点清晰可见，周围视网膜正常，视网膜血管无白鞘。常见于不合并有颅内压力增高之颅内肿瘤，如垂体肿瘤、颅脑外伤（颅底骨折等）、奎宁或甲醇中毒及绝对期青光眼等；后者依视神经损害部位不同而异，视乳头可为颞侧半或鼻侧半颜色苍白，其中尤以颞侧半颜色苍白最为常见，因为从该侧进入视神经之盘斑束最易受累，常见于球后视神经炎和多发性硬化症等，但正常视盘在颞侧的神经纤维较细，血管较少，故颜色略淡，因此诊断时必须结合视野改变来决定。

继发性视神经萎缩：为视神经纤维化，神经胶质和结缔组织混合填充视盘所致。多发生于晚期视神经乳头水肿或视神经乳头炎之后，视神经乳头为渗出物结缔组织所遮盖，呈灰白色、污灰色或灰红色，边缘不清，生理凹陷模糊或消失，筛板小点不见，动脉变细，静脉狭窄弯曲，血管周围可有白鞘伴随，是为视神经炎型萎缩。由广泛性视网膜病变性引起者，视神经乳头呈蜡黄色。常见病有视网膜色素变性，弥散性脉络膜视网膜炎等，边缘不清晰，血管很细，为视网膜型萎缩。

　　因此临床诊断急性期应与前部缺血性视神经病变、视神经乳头血管炎、视神经乳头炎鉴别，眼底无明显改变者与球后视神经炎鉴别；萎缩期应首先除外颅内压迫性病灶，并和其他遗传类型的视神经萎缩鉴别；本病尚需与多发性硬化症及视神经脊髓炎等脱髓鞘疾病鉴别。

26.2　眼针技术在视神经萎缩中的临床应用

26.2.1　技术一

主治　肝经郁热型：多见于小儿患热性病后，热退而双眼失明，或成人素体肝气旺盛，烦躁易怒，妇女乳房作胀，月经不调，胃纳尚可，二便正常，舌质润，脉细数。

取穴　主穴：球后、睛明、承泣、攒竹、风池、四白。配穴：曲池、阴陵泉。

操作规程　每次选主穴平补平泻，留针40分钟，配穴泻曲池、阴陵泉，眼针4区沿眶缘向鼻侧皮下斜刺，8区沿眶缘向颞侧斜刺，进针时用0.5寸毫针进针0.5寸；球后、承泣、睛明、攒竹、丝竹空、百会，进针采用1寸毫针直刺0.5~1寸。其他穴位直刺，进针完毕后嘱患者闭眼，坐位或仰卧位。

　　留针40~60分钟，20~30分钟行针一次，期间不断观察患者情况，并嘱患者家属协同留观。

操作间隔　每天1次，10次为1个疗程。

方药　治以清肝利胆。代表方剂逍遥散加减：当归10g、白芍15g、柴胡15g、甘草6g、茯苓10g、薄荷15g、白术10g、山栀子12g，水煎400ml，日一剂，早晚分两次，饭后一小时温服。

26.2.2　技术二

主治　肝郁损气型：见有病程缠绵，视物不清，素体气虚，周身乏力，不欲睁眼，胃纳尚可，口不干，二便正常，舌苔薄白，脉和缓或弦细。

取穴　主穴：球后、睛明、承泣、攒竹、风池、四白。配穴：足临泣、太冲。

操作规程　每次选主穴平补平泻，留针40分钟，配穴泻太冲，补足临泣，眼针 4 区沿眶缘向鼻侧皮下斜刺，8 区沿眶缘向颞侧斜刺，进针时用 0.5 寸毫针进针 0.5 寸；球后、承泣、睛明、攒竹、丝竹空、百会，进针采用 1 寸毫针直刺 0.5~1 寸。其他穴位直刺，进针完毕后嘱患者闭眼，坐位或仰卧位。

留针 40~60 分钟，20~30 分钟行针一次，期间不断观察患者情况，并嘱患者家属协同留观。

操作间隔　每天 1 次，10 次为 1 个疗程。

方药　治以益气舒肝，滋阴养血。代表方剂逍遥散加减：当归 10g、白芍 15g、柴胡 15g、甘草 6g、茯苓 10g、薄荷 15g、白术 10g、山栀子 12g、黄芪 20g、党参 15g，水煎 400ml，日一剂，早晚分两次，饭后一小时温服。

26.2.3　技术三

主治　肾虚肝郁型：多见有视物模糊，视力下降，头晕，耳鸣，逆气上冲，胃纳减少，口干，便润，舌苔薄白或无苔，脉弦细尺弱或沉弦数。

取穴　主穴：眼针 4 区、2 区、8 区、球后、睛明、承泣、攒竹、丝竹空、百会。配穴：太冲、太溪、肾俞等。

操作规程　每次选主穴平补平泻，留针 40 分钟，配穴补太冲、太溪，眼针 4 区沿眶缘向鼻侧皮下斜刺，2 区、8 区沿眶缘向颞侧斜刺，进针时用 0.5 寸毫针进针 0.5 寸；球后、承泣、睛明、攒竹、丝竹空、百会，进针采用 1 寸毫针直刺 0.5~1 寸。其他穴位直刺，进针完毕后嘱患者闭眼，坐位或仰卧位。

留针 40~60 分钟，20~30 分钟行针一次，期间不断观察患者情况，并嘱患者家属协同留观。

操作间隔　每天 1 次，10 次为 1 个疗程。

方药　治以疏肝解郁，滋补肝肾。代表方剂逍遥散和六味地黄汤加减：当归 10g、白芍 15g、柴胡 15g、生地 10g、山萸肉 15g、山药 12g、丹皮 15g、泽泻 6g、茯苓 15g、竹叶 15g、甘草 6g、茯苓 10g、薄荷 15g、白术 10g、山栀子 12g。水煎 400ml，日一剂，早晚分两次，饭后一小时温服。

26.2.4　技术四

主治　气血两虚型：多见于病程较长，视物不见，视力下降，胃纳欠佳，周身乏力，易出虚汗，视力久不恢复者。舌苔薄白，脉沉细无力。

取穴　主穴：眼针 7 区、4 区、5 区、6 区、球后、睛明、承泣、攒竹、风池、丝竹空、四白。配穴：气海、血海。

操作规程　每次选主穴平补平泻，留针 40 分钟，配穴补气海、血海。眼针 7 区、6 区沿眶缘向颞侧皮下斜刺，4 区、5 区沿眶缘向鼻侧眶缘斜刺，进针时用

0.5寸毫针进针0.5寸；球后、承泣、睛明、攒竹、丝竹空、四白，进针采用1寸毫针直刺0.5~1寸。其他穴位直刺，进针完毕后嘱患者闭眼，坐位或仰卧位。

留针40~60分钟，20~30分钟行针一次，期间不断观察患者情况，并嘱患者家属协同留观。

操作间隔 每天1次，10次为1个疗程。

方药 治以补气养血。代表方剂归脾汤加减：白术10g、茯神10g、黄芪20g、龙眼10g、酸枣仁30g、党参15g、炙甘草6g、当归10g、远志10g、木香10g。水煎400ml，日一剂，早晚分两次，饭后一小时温服。

（王 栋）

27 视神经炎

27.1 视神经炎概述

27.1.1 概念

视神经炎是指穿出巩膜后的眶内段视神经、管内段视神经以及颅内段视神经发生的炎症。临床上根据发病的部位不同，视神经炎分为球内和球后两种，前者指视盘炎，后者指球后视神经炎。近年来国外文献已统一称之为视神经炎。视乳头炎常为单眼也可侵及双眼，临床以发病急剧、视力急剧下降，甚或短期内完全失明为主要特点；球后视神经炎经常分为急性与慢性两类，以后者较为多见，临床以眼球转动时的牵引性疼痛，暗适应能力降低及视力显著下降为主要表现。本病在中医学里，重症者属于"暴盲"，轻症者属于"视瞻昏渺"范畴。

27.1.2 病因病机

（1）中医病因病机

祖国医学认为本病属瞳神疾病，视神经属目系，乃厥阴肝经所主，发生多与肝肾功能失调关系密切。其病因病机可用火（热）、郁、瘀、虚概之。

1）暴怒悲忧过度，情志抑郁引起肝失疏泄，气机郁结、肝失条达，玄府闭塞所致。因"目为肝之窍，肝气通于目，肝和则目能辨五色，肝受血而能视"。肝气郁结，气机升降失常，导致气血水湿、痰浊壅滞阻塞，目系脉络，目失所养故出现视物不见，眼球胀痛或转动牵引性疼痛等表现。五志过极，肝火内盛，或六淫外感，化火循肝经上扰目窍，灼伤目系，窍道被阻，而致失明。

2）素体阴虚，久病体虚，气血亏损，血行滞缓，脉道不充，目失所养，目系失濡而发病。也有素体阴亏，或热病伤阴，阴精亏耗，水不济火，阳亢动风，风阳上旋目系，或肝虚火旺，虚火内生，上扰清窍，目系被灼。

3）脾胃不足，气虚血涩、清阳不升、浊阴不降、心营亏损、神气虚耗等；脾胃不足，脾失健运，聚湿生痰，痰郁生热，上壅清窍，脉络阻塞，清阳不升，故视力骤丧或急剧下降。

4）气机逆乱，血随气逆；或郁火蕴毒，上犯清窍，或气郁血瘀，毒害清明；后期多属局部痰瘀交阻，影响视神经的新陈代谢。

117

(2) 西医病因病机

本病病因较为复杂:

1) 感染:局部和全身的感染均可累及视神经,而导致感染性视神经炎。局部感染:眼内、眶内炎症、口腔炎症、中耳和乳突炎以及颅内感染等,均可通过局部蔓延直接导致视神经炎。全身感染:某些感染性疾病可导致视神经炎,如肺炎(肺炎球菌、葡萄球菌)、痢疾(痢疾杆菌)、伤寒(伤寒杆菌)、结核(结核杆菌)、脓毒血症等全身细菌感染性疾病,其病原体均可进入血流,在血液中生长繁殖,释放毒素,引起视神经炎症。病毒性疾病如流感、带状疱疹以及 Lyme 螺旋体、球虫病等寄生虫感染,都有引起视神经炎的报道。

2) 自身免疫性疾病:如系统性红斑狼疮、Wegener 肉芽肿、Behcet 病、舍格伦综合征、结节病等均可引起视神经的非特异性炎症。除以上原因外,临床上 $1/3 \sim 1/2$ 的病例查不出病因;研究发现其中部分患者可能为 Leber 遗传性视神经病。

3) 代谢障碍和中毒:前者如糖尿病、恶性贫血、维生素 B_1 或 B_{12} 缺乏;后者如烟、酒、甲醇、铅、砷、奎宁和许多药物等。

4) 脱髓鞘病:包括炎性脱髓鞘、周围轴性弥散性脑炎、视神经脊髓炎。

27.1.3　临床表现

(1) 视力减退

视力减退为本病特有症状之一,多为单眼,亦有双眼者。视力开始急剧下降,一般迅速而严重,可在数小时或数日内成为全盲,但视网膜电流图正常。如为视神经乳头炎,可在眼底出现变性之前,视力就明显减退;如为球后视神经炎,可在视力减退前,眼球转动和受压时有球后疼痛感,一般如及时治疗,多可恢复一定视力,甚至完全恢复正常,否则可导致视神经萎缩。

(2) 视野改变

视野改变为本病重要体征之一,多数患者有中央暗点或旁中央暗点,生理盲点不扩大,周边视野呈向心性缩小或楔形缺损,一般用红色视标或小白色视标易于查出,严重者中央视野可以全部丧失。

(3) 瞳孔改变

瞳孔对光反应与视力减退程度一般是一致的。视力完全丧失,瞳孔直接对光反应缺如;视力严重减退,瞳孔直接对光反应减弱,持续光照患眼瞳孔,瞳孔开始缩小,继而自动扩大;或在自然光线下,遮盖健眼,患眼瞳孔开大,遮盖患眼,健眼瞳孔不变,即为 Gunn 现象。

(4) 眼底检查

视神经乳头发炎时,视神经乳头呈现充血水肿,边缘不清,静脉中度充盈,生理凹陷消失，高起一般不超过 2 屈光度，水肿局限于视神经乳头本身，也可波及邻近视网膜成为视神经视网膜炎，视神经乳头内可有出血和渗出物，玻璃体轻度混浊，如治疗不及时，可发生继发性视神经萎缩，球后视神经炎初期眼底正常。

27.1.4 临床诊断

（1）中医诊断

本病属内障范畴的水轮疾患，古人认为水轮属肾，肾无实证，故一向有"内障属虚"的论点，但临床证明，本病有虚有实，不必拘泥。由于本病眼外见症较少，应将自觉症状结合眼内检查所见，参合全身脉症辨证，正确判断阴阳虚实，做到有的放矢。

视瞻昏渺主证为视物蒙昧不清，但无明显的眼前阴影及视大为小、视小为大、视直为曲、视一为二等证。若有，则属视惑之范畴，不属本病讨论的范围。

1）肝胆火旺：单眼或双眼发病，视力急降，甚至失明，常伴眼珠压痛及转动时眼后作痛，眼底可见视神经乳头充血、水肿、生理凹陷消失，边界不清，视网膜静脉扩张，视神经乳头附近视网膜有水肿、渗出、出血等；或发病时眼底无明显改变（球后视神经炎），全身症见头晕胁痛，口苦咽干，舌红苔黄，脉弦数。

2）气滞血瘀：眼症同前。平素情志抑郁，胸闷胁痛，舌暗红或有瘀点，脉弦涩。

3）阴虚火旺：眼症同前。全身症见头晕耳鸣，唇红颧赤，五心烦热，口干舌红，脉弦细数。

4）气血两虚：眼部症状同前或眼底变化不明显，多见于哺乳期妇女，同时伴有气短乏力，唇甲色淡，舌淡，脉细无力。

（2）西医诊断

1）视力减退：为本病特有症状之一，多为单眼，亦有双眼者。视力开始急剧下降，一般迅速而严重，可在数小时或数日内成为全盲，但视网膜电流图正常。如为视神经乳头炎，可在眼底出现变性之前，视力就明显减退；如为球后视神经炎，可在视力减退前，眼球转动和受压时有球后疼痛感。一般如及时治疗，多可恢复一定视力，甚至完全恢复正常，否则可导致视神经萎缩。

2）视野改变：为本病重要体征之一，多数患者有中央暗点或旁中央暗点，生理盲点不扩大，周边视野呈向心性缩小或楔形缺损，一般用红色视标或小白色视标易于查出，严重者中央视野可以全部丧失。

3）瞳孔改变：瞳孔对光反应与视力减退程度一般是一致的，出现 Gunn 氏现象。

4）眼底检查：视盘发炎时，视盘呈现充血水肿，边缘不清，静脉中度充盈，生理凹陷消失，高起一般不超过 2 屈光度，水肿局限于视盘本身，也可波及邻近视网膜成为视神经视网膜炎，视盘内可有出血和渗出物，玻璃体轻度混浊，如治疗不及时，晚期可发生视神经萎缩，呈灰白色，境界不清。球后视神经炎初期眼底正常。

5）眼血管荧光造影：见视乳头及毛细血管扩张及荧光渗漏现象。

6）视觉诱发电位：可表现为 P100 波潜伏期延长、振幅降低；球后视神经炎时，眼底无改变，为了鉴别伪盲，采用客观的 VEP 检查可辅助诊断。据研究，视神经炎发病时，90% 的患者 VEP 改变，而视力恢复后仅 10% 的 VEP 转为正常。

7）磁共振成像：眼眶的脂肪抑制序列 MRI 可显示受累视神经信号增粗、增强；头部 MRI 除可以帮助鉴别鞍区肿瘤等颅内疾病导致的压迫性视神经病外，还可以了解蝶窦和筛窦情况，帮助进行病因的鉴别诊断；更为重要的是，通过MRI 了解脑白质有无脱髓鞘斑，对选择治疗方案以及患者的预后判断有参考意义。对典型的炎性脱髓性视神经炎，临床诊断不需做系统的检查，但应注意查找其他致病原因，如局部或全身感染以及自身免疫病等；以下指征需系统检查与其他视神经病鉴别：发病年龄在 20～50 岁的范围之外；双眼同时发病；发病超过14 天视力仍下降。

具备 1）～4）项即可诊断，兼有 5）～7）项即可确诊。

(3) 鉴别诊断

视神经炎须与视乳头水肿、视盘血管炎、假性视神经炎相鉴别。

1）视乳头水肿：视力早期正常，或轻度下降，视乳头水肿大于 3D，视野生理盲点扩大，常为双侧，且有颅内压增高。

2）视盘血管炎：视力轻度减退，视乳头水肿大于 3D，可有生理盲点扩大，视乳头及网膜静脉高度扩张迂曲，视乳头及周围出血较多。

3）假性视神经炎：为先天发育异常，多见于远视眼。

球后视神经炎由于眼底无典型改变，故注意排除屈光不正，颅内肿瘤、癔症性弱视、诈盲等，可根据视力下降及视野改变不同而进行鉴别。

27.2　眼针技术在视神经炎中的临床应用

27.2.1　技术一

主治　肝胆火旺证：单眼或双眼发病，视力急降，甚至失明，常伴眼珠压痛及转动时眼后作痛，眼底可见视乳头充血、水肿、生理凹陷消失，边界不清，视网膜静脉扩张，视乳头附近视网膜有水肿、渗出、出血等，或发病时眼底无明显改变（球后视神经炎），全身症见头晕胁痛，口苦咽干，舌红苔黄，脉弦数。

取穴　主穴：眼针 4 区、8 区、球后、睛明、承泣、攒竹、翳风、风池、丝竹空。配穴：行间、侠溪等。

操作规程　每次选主穴平补平泻，留针 40 分钟，配穴泻行间、侠溪。眼针 4 区沿眶缘向鼻侧皮下斜刺，8 区沿眶缘向颞侧斜刺，进针时用 0.5 寸毫针进针 0.5 寸；球后、承泣、睛明、攒竹、丝竹空、风池，进针采用 1 寸毫针直刺 0.5 ～ 1 寸。其他穴位直刺，进针完毕后嘱患者闭眼，坐位或仰卧位。

留针 40～60 分钟，20～30 分钟行针一次，期间不断观察患者情况，并嘱患者家属协同留观。

操作间隔　每天 1 次，10 次为 1 个疗程。

方药　治以清肝利胆。代表方剂丹栀逍遥散加减：丹皮 15g、山栀子 15g、当归 10g、白芍 15g、柴胡 15g、甘草 6g、茯苓 10g、薄荷 15g、白术 10g，水煎 400ml，日一剂，早晚分两次，饭后一小时温服。

27.2.2　技术二

主治　气滞血瘀证候：眼症同前。平素情志抑郁，胸闷胁痛，舌暗红或有瘀点，脉弦涩。

取穴　主穴：眼针 2 区、4 区、6 区、8 区、球后、睛明、承泣、攒竹、风池、丝竹空、四白。配穴：支沟、膈俞。

操作规程　每次选主穴平补平泻，留针 40 分钟，配穴泻支沟，膈俞放血。眼针 2 区沿眶缘向颞侧皮下斜刺，4 区沿眶缘向鼻侧眶缘斜刺，6 区、8 区沿眶缘向颞侧皮下斜刺，进针时用 0.5 寸毫针进针 0.5 寸；球后、承泣、睛明、攒竹、丝竹空、四白，进针采用 1 寸毫针直刺 0.5～1 寸。其他穴位直刺，进针完毕后嘱患者闭眼，坐位或仰卧位。

留针 40～60 分钟，20～30 分钟行针一次，期间不断观察患者情况，并嘱患者家属协同留观。

操作间隔　每天 1 次，10 次为 1 个疗程。

方药　治以活血祛瘀，疏肝理气。代表方剂血府逐瘀汤：桃仁 15g、红花 15g、当归 10g、生地 10g、川芎 9g、牛膝 9g、赤芍 10g、桔梗 6g、枳壳 6g，水煎 400ml，日一剂，早晚分两次，饭后一小时温服。

27.2.3　技术三

主治　阴虚火旺证：眼症同前。全身症见头晕耳鸣，唇红颧赤，五心烦热，口干舌红，脉弦细数。

取穴　主穴：眼针 4 区、2 区、8 区、球后、睛明、承泣、攒竹、丝竹空、百会。配穴：太冲、太溪等。

操作规程 每次选主穴平补平泻，留针 40 分钟，配穴补太冲、太溪。眼针 4 区沿眶缘向鼻侧皮下斜刺，2 区、8 区沿眶缘向颞侧斜刺，进针时用 0.5 寸毫针进针 0.5 寸；球后、承泣、睛明、攒竹、丝竹空、百会，进针采用 1 寸毫针直刺 0.5~1 寸。其他穴位直刺，进针完毕后嘱患者闭眼，坐位或仰卧位。

留针 40~60 分钟，20~30 分钟行针一次，期间不断观察患者情况，并嘱患者家属协同留观。

操作间隔 每天 1 次，10 次为 1 个疗程。

方药 治法以滋阴泻火。代表方剂加减知柏地黄汤：知母 10g、黄柏 15g、生地 10g、山萸肉 15g、山药 12g、丹皮 15g、泽泻 6g、茯苓 15g，水煎 400ml，日一剂，早晚分两次，饭后一小时温服。

27.2.4 技术四

主治 气血两虚证：眼部症状同前或眼底变化不明显，多见于哺乳期妇女，同时伴有气短乏力，唇甲色淡，舌淡，脉细无力。

取穴 主穴：眼针 7 区、4 区、5 区、6 区、球后、睛明、承泣、攒竹、风池、丝竹空、四白。配穴气海、血海。

操作规程 每次选主穴平补平泻，留针 40 分钟，配穴补气海、血海。眼针 7 区、6 区沿眶缘向颞侧皮下斜刺，4 区、5 区沿眶缘向鼻侧眶缘斜刺，进针时用 0.5 寸毫针进针 0.5 寸；球后、承泣、睛明、攒竹、丝竹空、四白，进针采用 1 寸毫针直刺 0.5~1 寸。其他穴位直刺，进针完毕后嘱患者闭眼，坐位或仰卧位。

留针 40~60 分钟，20~30 分钟行针一次，期间不断观察患者情况，并嘱患者家属协同留观。

操作间隔 每天 1 次，10 次为 1 个疗程。

方药 治以补气养血。代表方剂归脾汤加减，白术 10g、茯神 10g、黄芪 20g、龙眼 10g、酸枣仁 30g、党参 15g、炙甘草 6g、当归 10g、远志 10g、木香 10g，水煎 400ml，日一剂，早晚分两次，饭后一小时温服。

（王 栋）

28　缺血性视神经病变

28.1　缺血性视神经病变概述

28.1.1　概念

缺血性视神经病变是指视神经的营养血管发生循环障碍的急性营养不良性疾病。临床上分前段和后段缺血性视神经病变两型。供应视神经乳头的后睫状动脉发生循环障碍引起视神经乳头的急性缺血、缺氧，以致出现视神经乳头水肿，不仅视神经乳头，而且筛板及筛板后的神经纤维均可受累，称前段缺血性视神经病变。自视神经眶内段至视交叉发生缺血性改变，称后段缺血性视神经病变，无视神经乳头水肿。

本病单眼或双眼发病，双眼发病时间可有间隔。目前临床上将其统称为前部缺血性视神经病变。归属中医"视瞻昏渺"范畴。

28.1.2　病因病机

(1) 中医病因病机

中医认为："气为血之帅"，气行则血行，气止则血止，气有一息之不运，则血有一息之不行；肝主疏泄，调畅全身气机；肝开窍于目，故在五脏之中，目与肝的关系最为密切。《灵枢·脉度》指出："肝气通于目，肝和则目能辨五色"，目赖气血濡养，凡外感、内伤、饮食劳倦等原因，皆可导致脏腑功能失常，气血生成运行障碍，目系供血不足而发生本病。

年老体衰，肝肾阴虚，阴不制阳，阳亢于上，气血上逆，目窍壅滞，目系郁闭，神光被遏；或因脾胃虚弱，气血生化乏源，或失血过多，血虚无以化气，气血两虚，目失濡养；或气虚而血运乏力，气虚血滞，目系经脉瘀滞，目系肿胀；或因情志失调，肝失疏泄，气机瘀滞，气血津液出入升降不利，目系经气营血瘀滞。

余热痰浊阻经蒙络，清窍失养失用；或是内伤七情，气滞血瘀，玄府郁闭，阻碍神光发越，或为脏腑、气血渐亏，精血不能荣养目窍，目系失用萎缩。其中玄府闭塞，脉络不通是病机的关键。

(2) 西医病因病机

凡能使视神经乳头供血不足的全身疾病或眼病均可引起本病。全身疾病中如高血压、动脉硬化、颞动脉炎、颈动脉阻塞、糖尿病、白血病及红细胞增多症等。眼压过低或过高使视神经乳头小血管的灌注压与眼内压失去平衡亦可引起。

28.1.3 临床表现

缺血性视神经病变的临床特点是：

1) 发病年龄 一般多在中年以后。

2) 双眼发病且通常多是双眼同时或先后发病，两眼发病时间可间隔数周至数年，甚至有相隔十多年者，少有复发。

3) 一般视力下降不重，如颞动脉炎所致者则较重，甚至无光感。发病多突然，患者能指出明确的的发病时间。

4) 主要症状为单眼或双眼突发的视功能障碍，并在之后的几天或几周内逐渐加重。

5) 少见症状表现为患者很少有眼球胀痛或眼球转动时疼痛等感觉。

6) 眼底检查可见视盘多偏小、生理凹陷不明显、杯/盘比较小。

7) 黄斑区通常不受损害，因此中心视力障碍有时并不很重。

8) 早期视神经乳头轻度肿胀呈淡红色，乃视神经乳头表面毛细血管扩张所致，更多见灰白色，多局限于视神经乳头某象限，和视野缺损相符。视神经乳头周围可有一些局限性火焰状出血，视网膜血管改变不很明显，少数人视网膜动脉稍细。继发于巨细胞动脉炎或动脉硬化等所引起者，视网膜血管一般正常。有高血压或动脉硬化者可相应呈现视网膜动脉硬化改变。如果双眼先后发病，则可为颅内肿瘤所致。

9) 视神经乳头水肿消退后，其边界仍非常清楚，但视盘的某一区域可能颜色稍淡或显苍白。有时可表现为一眼视神经乳头水肿，另一眼视神经萎缩，因而常被误诊为 Foster-Kennedy 综合征。

10) 视野缺损比较特殊，如果仔细做周边和中央视野检查，常可发现其典型的视野变化。本病视野缺损常有一短的束状暗点与生理盲点相连接。

11) 本病常有伴发疾病，不少患者伴有高血压、糖尿病、动脉硬化、偏头痛或颞动脉炎等疾病。

12) 眼动脉血压测量无明显异常。说明眼动脉和视网膜中央动脉并不缺血。

13) 动脉炎性前部缺血性视神经病变者常有身体其他部位的大动脉或中动脉的炎症，如肾、肝、肠系膜血管、冠状动脉等；颞部皮下可见颞动脉变粗、颞动脉处常有触痛、该处动脉搏动减弱或消失。

14) 动脉炎性前部缺血性视神经病变者红细胞沉降率明显增高而血细胞比容

降低；并可能伴有明显的贫血。

28.1.4　临床诊断

（1）中医诊断

本病的基本病机是目系供血不足，其辨证初期多属气滞络阻，病至后期，多属气血两亏，肝肾不足。若目系失养萎缩，可致视力丧失。

1）气滞络阻：视力突然下降，视野呈偏盲（水平或垂直），或扇形缺损，且常与生理盲点相连。或有先兆性视力模糊、眼痛。眼底检查，可见视神经乳头轻度水肿，呈苍白色或淡红色。伴胸胁胀痛，精神抑郁，头痛，舌暗红，有瘀点或瘀斑，脉弦涩。

2）气血两亏：眼症同上，伴心悸健忘，头晕目眩，神疲乏力，气短懒言；舌淡，脉细弱。

3）肝肾不足：眼症同上，伴头晕目眩，耳鸣耳聋，腰酸胁疼；舌暗红，脉细无力。

（2）西医诊断

凡年龄大于40岁，视力突然下降，视野缺损不呈正切者，应考虑缺血性视神经病变的可能性。但必须除外压迫性视神经病变、脱髓鞘疾病及遗传性疾患等。

1）前段缺血性视神经病变诊断可根据视力突然下降，典型视野缺损；头痛、眼痛，特别是由于颞动脉炎引起；视神经乳头呈灰白色水肿；眼底荧光血管造影显示视盘低荧光或荧光充盈慢或不充盈；手足有雷诺现象；眼球压迫试验的眼压恢复率显著降低。

2）后段缺血性视神经病变诊断可根据视力突然下降并有视野缺损；无头痛、眼痛；眼底正常或视盘鼻侧略淡，边界清；年龄大于40岁，常有高血压、低血压、动脉硬化或血液成分的改变；小于40岁者多有雷诺现象，或有外伤或惊恐史等。

应该指出的是，临床上诊断后段缺血性视神经病变常不易，多数是推测，与球后视神经炎难以鉴别，有人认为眼血流图异常或头颅CT证实有脑梗死区等可作为参考。

3）影像诊断中眼底荧光血管造影可提供必要证据。早期表现为视盘缺血区无荧光或弱荧光或充盈迟缓，视网膜循环为正常。如部分缺血区因表层毛细血管代偿性扩张渗漏呈现强荧光，所以视盘上梗阻缺血区与非缺血区荧光强弱产生不对称性即不均匀现象。视神经萎缩后荧光血管造影呈现弱荧光或无荧光充盈。

4）血液检查中常用红细胞沉降率以及血常规检查，排除其他全身性疾病必要的实验室检查。

5）颞动脉活检有助于确诊。疑为动脉炎性者必要时应作颞动脉活检，典型的组织学改变为血管壁的肉芽肿性炎症，动脉壁 3 层皆受累，以血管内膜和中层改变更为明显，表现为上皮样巨噬细胞、淋巴细胞和多核巨细胞浸润。

6）平面视野计检查多见其生理盲点经一弧形缺损区与上述的周围视野的缺损相连，表明本病的确是从视神经乳头开始的神经纤维束损害。诊断缺血性视神经病变还应结合患者常可能伴有的高血压、动脉硬化、糖尿病、偏头痛等病史及其相关的症状和体征。

7）眼底荧光素血管造影对缺血性视神经病变有一定的诊断价值。

8）全身检查可用头颅 CT、MRI 扫描检查。

(3) 鉴别诊断

本病应与视神经炎（前文已有论述）、Foster-Kennedy 综合征相鉴别。Foster-Kennedy 综合征是额叶底部肿瘤或蝶骨嵴、嗅沟脑膜瘤压迫一侧视神经，使视神经周围的蛛网膜下隙闭塞，引起视神经原发性萎缩而不出现视神经乳头水肿，但由于肿瘤的存在引起颅内压增高，因而在对侧出现视乳头水肿。它的病变侧视神经萎缩和嗅觉缺失，对侧视神经乳头水肿。

28.2　眼针技术在缺血性视神经病变中的临床应用

28.2.1　技术一

主治　气滞络阻证：视力突然下降，视野呈偏盲（水平或垂直），或扇形缺损，且常与生理盲点相连，或有先兆性视力模糊、眼痛。眼底检查可见视乳头轻度水肿，呈苍白色或淡红色。伴胸胁胀痛，精神抑郁，头痛，舌暗红，有瘀点或瘀斑，脉弦涩。

取穴　主穴：眼针 2 区、4 区、6 区、8 区、球后、睛明、承泣、攒竹、风池、丝竹空、四白。配穴支沟、膈俞。

操作规程　每次选主穴平补平泻，留针 40 分钟，配穴泻支沟，膈俞放血。眼针 2 区沿眶缘向颞侧皮下斜刺，4 区沿眶缘向鼻侧皮下斜刺，6 区、8 区沿眶缘向颞侧皮下斜刺，进针时用 0.5 寸毫针进针 0.5 寸；球后、承泣、睛明、攒竹、丝竹空、四白，进针采用 1 寸毫针直刺 0.5~1 寸。其他穴位直刺，进针完毕后嘱患者闭眼，坐位或仰卧位。

留针 40~60 分钟，20~30 分钟行针一次，期间不断观察患者情况，并嘱患者家属协同留观。

操作间隔　每天 1 次，10 次为 1 个疗程。

方药　治以活血祛瘀，疏肝理气。代表方剂血府逐瘀汤：桃仁 15g、红花 15g、当归 10g、生地 10g、川芎 9g、牛膝 9g、赤芍 10g、桔梗 6g、枳壳 6g，水煎

400ml，日一剂，早晚分两次，饭后一小时温服。

28.2.2 技术二

主治 气血两亏证：眼症同上，伴心悸健忘，头晕目眩，神疲乏力，气短懒言；舌淡，脉细弱。

取穴 主穴：眼针7区、4区、5区、6区、球后、睛明、承泣、攒竹、风池、丝竹空、四白。配穴：气海、血海。

操作规程 每次选主穴平补平泻，留针40分钟，配穴补气海、血海。眼针6区、7区沿眶缘向颞侧皮下斜刺，4区、5区沿眶缘向鼻侧眶缘斜刺，进针时用0.5寸毫针进针0.5寸；球后、承泣、睛明、攒竹、丝竹空、四白，进针采用1寸毫针直刺0.5~1寸。其他穴位直刺，进针完毕后嘱患者闭眼，坐位或仰卧位。

留针40~60分钟，20~30分钟行针一次，期间不断观察患者情况，并嘱患者家属协同留观。

操作间隔 每天1次，10次为1个疗程。

方药 治以补气养血。代表方剂归脾汤加减：白术10g、茯神10g、黄芪20g、龙眼10g、酸枣仁30g、党参15g、炙甘草6g、当归10g、远志10g、木香10g，水煎400ml，日一剂，早晚分两次，饭后一小时温服。

28.2.3 技术三

主治 肝肾不足证：眼症同上，伴头晕目眩，耳鸣耳聋，腰酸胁疼，舌暗红，脉细无力。

取穴 主穴：眼针4区、2区、8区、球后、睛明、承泣、攒竹、丝竹空、百会。配穴：太冲、太溪等。

操作规程 每次选主穴平补平泻，留针40分钟，配穴补太冲、太溪。眼针4区沿眶缘向鼻侧皮下斜刺，2区、8区沿眶缘向颞侧斜刺，进针时用0.5寸毫针进针0.5寸；球后、承泣、睛明、攒竹、丝竹空、百会，进针采用1寸毫针直刺0.5~1寸。其他穴位直刺，进针完毕后嘱患者闭眼，坐位或仰卧位。

留针40~60分钟，20~30分钟行针一次，期间不断观察患者情况，并嘱患者家属协同留观。

操作间隔 每天1次，10次为1个疗程。

方药 治法以滋阴泻火。代表方剂加减六味地黄汤或杞菊地黄丸合二至丸：生地10g、山萸肉15g、山药12g、丹皮15g、泽泻6g、茯苓15g，水煎400ml，日一剂，早晚分两次，饭后一小时温服。

（王　栋）

29 视疲劳

29.1 视疲劳概述

29.1.1 概念

视疲劳是指久视后出现眼胀、头痛、头晕、眼眶胀痛等自觉症状及眼或全身器质性因素与精神（心理）因素相互交织的综合征。祖国医学称之为肝劳。《医学入门·杂病分类·眼》中谓："读书针刺过度而痛着，名曰肝劳，但须闭目调护。"中医认为眼之所以能视万物，辨五色，必须依赖五脏六腑之精气上行灌注，心主血，肝藏血，心血充足，肝血畅旺，肝气条达时，肾脏所藏五脏六腑之精气，就能借助脾肺之气的转输和运化，循经络上注于眼，在心神的支使下，发挥正常的生理功能。正如《灵枢·大惑论》说："五脏六腑之精气皆上注于目而为之精"。"精"指的是眼的视觉功能。可见，正常的视觉功能离不开脏腑所受藏化生之精、气、血、津液的濡养以及神的主宰。若脏腑功能失调，精气不能充足流畅的上注于目，就会影响视功能，出现视疲劳，属于祖国医学"肝劳"范畴。

29.1.2 病因病机

（1）中医病因病机

视疲劳属于祖国医学"肝劳"范畴，明代傅仁宇《审视瑶函·内外二障论》认为心藏乎神，运光于目，凡此皆以目不转睛而视，又必留心内营，心主火，内营不息，则心火动，心火移动则眼珠隐隐作痛。目为肝窍，生于肾，用于心，其病机与肝、心、肾有关。眼部不适多与眼肌的使用不当和过度紧张有一定的关系，脾主肌肉，所以，视疲劳与脾有一定关系，故中医认为视疲劳与肝、心、肾、脾、气、血有关。其病因病机归结为：脾气不足或久视，劳心伤神，耗气损血，致运化无力，目失濡养，调节失司；或劳瞻竭视，则肝肾精血亏损，筋失所养，目失所养，调节失司等。

（2）西医病因病机

视疲劳是一个由多因素交织引起的综合征，其原因包括环境因素、眼部因素、体质因素以及精神因素等。

1）环境因素：如光照不足或过强、光源闪烁不定，注视的目标过近等。长时间注视电脑等荧光屏，是现代人产生肝劳一个重要原因。

2）眼部因素：①屈光不正（包括近视、远视、散光）和老视是肝劳的主要原因。②眼肌平衡失常。③过度用眼等。

3）身体因素：包括患有某些疾病如感染性疾病、内分泌失调、颈椎病或体质虚弱、过劳等。

4）精神因素：长期处于紧张和压力之下，身心疲惫，导致眼睛的调节能力不足，出现肝劳。

5）个体因素：肝劳虽然是一个多因素复杂的疾病，然而在相同的环境中，也并非人人都发病，病情程度也不尽相同，因此在众多致病因素中，个体因素起着重要作用。

29.1.3 临床表现

视疲劳的临床表现为长时间近距离用眼后出现视物模糊、复视、眼睑困倦沉重难以睁开或频眨眼、眼球或眼眶周围酸胀感、疼痛、流泪、异物感、眼干涩等，或伴有头痛、眩晕、肩颈酸痛、思睡、乏力、注意力难以集中、多汗、易怒、食欲不佳等。

29.1.4 临床诊断

（1）西医诊断

凡出现以下全部或部分表现且无明显其他器质性病变者皆可确诊。如长时间近距离用眼后出现视物模糊、复视、眼睑困倦沉重难以睁开或频眨眼，眼球或眼眶周围酸胀感、疼痛、流泪、异物感、眼干涩等，或伴有头痛、眩晕、肩颈酸痛、思睡、乏力、注意力难以集中、多汗、易怒、食欲不佳等。

（2）中医诊断

视疲劳属于祖国医学"肝劳"范畴。《医学入门·杂病分类·眼》中谓："读书针刺过度而痛着，名曰肝劳，但须闭目调护。"《审视瑶函·内外二障论》描述本病发病原因为"心藏乎神，运光于目……凡此皆以目不转睛而视，又必留心内营。心主火，内营不息，则心火动，心火一动，则眼珠隐隐作痛。"故久视出现劳心伤神，耗气伤血，目中经络涩滞者；劳瞻竭视，出现筋经张而不弛，肝肾精血亏耗，精血不足，筋失所养，调节失司，见视物模糊或昏花，眼干涩不适，眼珠胀痛，睑重欲闭，头额闷痛，眼眶、眉棱骨痛者，查眼部无明显异常，或有近视、远视、老花眼或隐斜视等，全身可兼见心烦欲呕，休息之后症状缓解或消失、眼压不高、视野正常者皆可诊断为肝劳。

（3）鉴别诊断

视疲劳应与相同症状的青光眼相鉴别。青光眼可有眼胀、头目疼痛等症状，又有眼底视乳头生理凹陷扩大、色泽变淡，眼压增高，视野缩小等。而视疲劳的眼底、眼压、视野均正常。

29.2 眼针技术在视疲劳中的临床应用

祖国医学诊治疾病强调的是辨证论治，因个体差异的存在，所以祖国医学注重个体化治疗，通过合理的中药调养及穴位的选用，不仅可以消除视疲劳症状，还可以强身健体，提高机体抵抗力，增强记忆力，有效提高工作、学习效率。

29.2.1 技术一

取穴 眼针7区、4区、5区、球后、承泣、四白、睛明。配穴：脾俞穴、足三里、光明穴等。

操作规程 眼针7区沿眶缘向颞侧皮下斜刺，4区、5区沿眶缘向鼻侧斜刺，进针时用0.5寸毫针进针0.5寸；球后、承泣及睛明，进针采用1寸毫针直刺0.5~1寸。其他穴位直刺，进针完毕后嘱患者闭眼，坐位或仰卧位。

留针30~60分钟，期间不断观察患者情况，并嘱患者家属协同留观。

方药 治以益气健脾安神。常用中药有地黄12g、当归10g、阿胶6g、川芎10g、白芍10g、党参12g、远志10g、茯苓10g、炒白术15g、葛根9g、甘草6g等，水煎400ml，日一剂，早晚分两次，饭后一小时温服。

主治 视疲劳脾气虚型：表现为视疲劳症状伴有头昏眼花、面色苍白、失眠多梦、神疲乏力等；舌淡苔白，脉沉细。

29.2.2 技术二

取穴 眼针7区、4区、5区、6区、球后、承泣、四白、睛明。配穴：脾俞、肝俞、足三里、血海等。

操作规程 眼针6区、7区沿眶缘向颞侧皮下斜刺，4区、5区沿眶缘向鼻侧眶缘斜刺，进针时用0.5寸毫针进针0.5寸；球后、承泣及睛明，进针采用1寸毫针直刺0.5~1寸。足三里、血海直刺，肝俞、脾俞向脊柱外侧斜刺，进针完毕后嘱患者闭眼，坐位或仰卧位。

留针30~60分钟，期间不断观察患者情况，并嘱患者家属协同留观。

方药 治以补气健脾，养血安神。常用药物有：生地黄15g、五味子10g、当归10g、麦冬10g、天冬10g、人参6g、酸枣仁10g、元参10g、丹参10g、远志

10g、柴胡 9g、葛根 10g、丹皮 10g、知母 10g 等，水煎 400ml，日一剂，早晚分两次，饭后一小时温服。

主治 视疲劳气虚血弱型：表现为视疲劳症状伴有食欲不振、面色苍白、失眠多梦、神疲乏力等表现，舌淡苔白，脉沉细。

29.2.3 技术三

取穴 眼针 2 区、4 区、8 区、鱼腰、承泣、太阳、睛明。配穴：脾俞、肝俞、足三里、三阴交等。

操作规程 眼针 2 区、8 区沿眶缘向颞侧皮下斜刺，4 区沿眶缘向鼻侧眶缘斜刺，进针时用 0.5 寸毫针进针 0.5 寸；太阳、承泣及睛明进针采用 1 寸毫针直刺 0.5~1 寸。足三里、三阴交直刺，肝俞、脾俞向脊柱外侧斜刺，进针完毕后嘱患者闭眼，坐位或仰卧位。

留针 30~60 分钟，期间不断观察患者情况，并嘱患者家属协同留观。

方药 治以滋养肝肾、益精明目。常用药物有：枸杞子 15g、菊花 10g、地黄 12g、山药 10g、山茱萸 10g、丹皮 6g、泽泻 6g、茯苓 6g、菟丝子 12g、车前子 10、五味子 10g、当归 10g、茺蔚子 15g 等，水煎 400ml，日一剂，早晚分两次，饭后一小时温服。

主治 视疲劳肝肾亏损型：表现为视疲劳症状伴有眼干涩、畏光、频繁眨眼，伴腰膝酸软、头晕耳鸣、多梦等表现；舌淡苔少，脉细。

29.2.4 技术四

取穴 眼针 2 区、4 区、6 区、8 区、球后、承泣、四白、睛明。配穴：脾俞、肝俞、足三里、三阴交、太冲等。

操作规程 眼针 4 区沿眶缘向鼻侧眶缘斜刺，2 区、6 区、8 区沿眶缘向颞侧皮下斜刺，进针时用 0.5 寸毫针进针 0.5 寸；球后、承泣及睛明进针采用 1 寸毫针直刺 0.5~1 寸。足三里、三阴交、太冲直刺，肝俞、脾俞向脊柱外侧斜刺，进针完毕后嘱患者闭眼，坐位或仰卧位。

留针 30~60 分钟，期间不断观察患者情况，并嘱患者家属协同留观。

方药 治以理气活血，疏肝解郁。常用药物有：丹皮 10g、栀子 10g、当归 15g、芍药 10g、柴胡 6g、茯苓 12g、甘草 6g、桃仁 10g、红花 10g、熟地 15g、川芎 12g 等，水煎 400ml，日一剂，早晚分两次，饭后一小时温服。

主治 视疲劳气滞血瘀型：表现为眼睛刺痛，怕光，见光流泪，常自觉眼眶、眉棱骨部位疼痛及牵连胁肋部有胀痛、刺痛等，伴精神抑郁，脸色灰暗，舌质色紫，偶有见瘀斑，脉涩。

29.2.5　技术五

取穴　眼针 2 区、5 区、7 区、8 区、鱼腰、阳白、球后、承泣、太阳、睛明。配穴：脾俞、肝俞、足三里、三阴交、关元等。

操作规程　眼针 2 区进针沿眶缘向颞侧皮下斜刺，5 区沿眶缘向鼻侧眶缘斜刺，7 区沿眶缘向颞侧皮下斜下刺，进针时用 0.5 寸毫针进针 0.5 寸，8 区沿眶缘向颞侧皮下斜上刺，进针时用 0.5 寸毫针进针 0.5 寸；球后、承泣、太阳及睛明进针采用 1 寸毫针直刺 0.5~1 寸。阳白进针向下斜刺 1 寸，足三里、三阴交直刺，肝俞、脾俞向脊柱外侧斜刺，关元穴直刺或斜向下刺，进针 0.5~1 寸，进针完毕后嘱患者闭眼，坐位或仰卧位。

留针 30~60 分钟，期间不断观察患者情况，并嘱患者家属协同留观。

方药　治以温中健脾，温补肾阳。常用药物有：制附子 1g、肉桂 1g、熟地 12g、山药 9g、吴茱萸 10g、丹皮 6g、茯苓 10g、泽泻 6g、炒白术 15g、菟丝子 10g、五味子 10g 等，水煎 400ml，日一剂，早晚分两次，饭后一小时温服。

主治　视疲劳脾肾阳虚型：表现为视疲劳症状伴有眼干涩、畏光。全身伴有畏寒肢冷、饭后腹胀、喜热饮、神倦，或有下肢水肿，腰膝酸冷，舌苔淡白，脉沉迟而细。

29.3　调护及预防

中医养生学以协调脏腑、畅通经络、清净养神、节欲葆精、调息养气、综合调养、持之以恒为基本原则。因此，视疲劳的调养与康复多采用饮食与药物健目、按摩健目、传统运目保健、闭目养神等，并结合现代科技成果，以达养生之效。

（1）日常调护预防

1）生活要有规律，休息及睡眠要充分。

2）改善工作环境，照明光线应明暗适中，直接照明与间接照明相结合，使工作物周围的亮度不过分低于工作物亮度。

3）干燥季节或使用空调时，室内要保持一定的湿度。

4）注意用眼卫生。坐姿要端正，视物要保持适当距离。避免长时间、近距离、过于精细的工作。长期使用电脑时，荧屏的清晰度要好，亮度要适中，眼睛与屏幕的距离应在 60cm 左右，双眼平视或轻度向下注视荧光屏，每工作 1 小时休息 5~10 分钟，尽量远眺、放松，并多眨眼睛。

5）多吃富含维生素 A 和 B 族维生素的食物，如胡萝卜、韭菜、菠菜、番茄、豆腐、牛奶、鸡蛋、动物肝脏、瘦肉等。

6）叶黄素是存在于眼睛组织的重要营养元素，具有强氧化性，可促进眼睛微循环，缓解视力疲劳、干涩等症状。服用一些高含量叶黄素的产品如悦瞳叶黄素，能有效的缓解视疲劳。

7）定期体检，尽早发现相关疾病并及时治疗。眼睛不适要及时去医院找眼科医生诊治，尽可能早期发现、根除原发病变，比如通过配镜矫正屈光不正，通过眼外肌训练弥补外隐斜视的缺陷等。

8）缓解眼疲劳的眼药水一定要在医生指导下使用。因为目前90%的眼药水中都含有防腐剂，这些物质会对眼睛表面的细胞产生损害。干眼症患者最好选择无防腐剂的人工泪液。

9）全身器质性疾病、心理疾病患者应及时寻求专科医生的帮助。

（2）按摩法调护预防

1）两手手掌互相摩擦直到发热，用发热的手心盖住双眼，并连同眼球上下左右转动。

2）眼睛闭上，两手食指沿着眉骨轻轻按压，直到太阳穴，对太阳穴稍加用力按。再由太阳穴往下按压下眼眶直到与鼻梁交界处。

3）眼睛闭上，两手食指沿着鼻梁、鼻翼的两侧，上下来回搓揉。并且食指用力按压鼻翼两侧凹陷处。经常使用电脑的人，不妨利用休息的时间给自己来点按摩，对于缓解眼睛的疲劳也很有帮助。

（3）中医运眼八法调护预防

上体正直，目光平视，两目轻轻闭上，10秒后，缓睁双眼。

1）远眺近看：远眺时吸气，近看时呼气（一呼一吸为1次，共做9次，下同）。

2）上视前看：上视（头部不动，双眼尽力向上看）时吸气，前看时呼气。

3）下视前看：下视（头部不动，双眼尽力向下看）时吸气，前看时呼气。

4）左视前看：左视（头部不动，双眼尽力向左看）时吸气，前看时呼气。

5）右视前看：右视（头部不动，双眼尽力向右看）时吸气，前看时呼气。

6）旋转环视：顺（逆）时针转眼球，应配合呼吸慢慢转动，共转9圈。

7）猛睁轻闭：双眼轻闭，然后突然睁大，保持4秒，看前方目标，然后轻闭双眼，保持6秒，睁时吸气，闭时呼气，一睁一闭为1次，共做9次。

8）搓手熨目：迅速搓热双手，然后将双手捂住双眼，以劳宫穴对准眼睛为好。

（4）闭目养神

历代养生学家都主张"目不久视"、"目不妄视"，认为"久视伤血"（《素

133

问》），"目者，神之舍也，目宜常瞑，瞑则不昏"（《养生四要》），目之神应内守，才有益于形神协调，久视妄视易耗血伤神。"心欲求静，必先制眼，抑之于眼，使归于心，则心静而神亦静矣"（《老子》）。可见，养目和养神密切相关，在日常生活、学习、工作中，不宜过长时间使用目力，尤其不宜过度近距离阅读和工作。闭目养神是简单有效地预防和缓解视疲劳的方法，特别对于屈光不正、长时间近距离使用目力者，若持之以恒，每日早、午、晚各闭目静坐 1 次，每次 5~10 分钟，闭目时须全身自然放松，排除杂念，效果颇佳。

（王文峰）

30 共同性斜视

30.1 共同性斜视概述

30.1.1 概念

共同性斜视是指双眼同时注视时，目珠偏于内眦的眼病。病名见于《幼幼近编》，又名小儿通睛外障、双目通睛等，《目经大成·天旋》中称为"天旋"，书中说："此症通睛偏戾，白眼斜视，盖乾廓下倾，幼时所患者也，故曰天旋"。多自幼发病。通睛类似于西医学的共向性内斜视，是指眼球向各方向转动或用任何眼注视时，其偏斜程度（斜视角）相等。共同性内斜视可分为调节性与非调节性两类，前者临床常见，多为患有屈光不正，眼过度调节而引起过强的集合力所致；后者原因甚多，与眼外肌发育异常、集合力过强、分散力过弱、融合功能不良等有关。

两眼球协同运动是由大脑中枢所管制，使分开的两只眼变为同一功能单位，如果中枢管制失调，眼外肌力量不平衡，两眼不能同时注视目标时，视轴将呈分离状态，其中一眼注视目标，另一眼偏离目标称为斜视。

共同性斜视以眼位偏向颞侧、眼球无运动障碍、无复视为主要临床特征。斜视的患者因为眼位不正，其注意一个物体时，此物体影像于正常眼落在视网膜中心凹上，斜视眼则落在中心凹以外的位置，如此视物就会出现复视情形；一眼影像受到抑制，丧失两眼之单视功能与立体感，有的还会导致视力发育不良而造成弱视。

共同性斜视为各眼外肌功能正常，眼球向各个方向运动无障碍，但双眼视轴分离者。根据注视眼的性质可分为单侧性和双眼交替性；根据斜视发生的时间可分为间歇性、恒定性或周期性等。按眼位的偏斜方向可以把共同性斜视分为内斜视、外斜视和垂直性斜视。

30.1.2 病因病机

(1) 中医病因病机

《证治准绳·杂病·七窍门上》谓："……有因小儿眠之熄下亮处，侧视久之，遂致筋脉滞而偏者。"结合临床归纳如下两个方面。

1）先天禀赋不足，眼带发育不良而目偏斜与生俱来，或眼球发育异常，致能远怯近日久目珠偏斜。

2）婴幼儿期长期逼近视物或头部偏向一侧、视之过久致筋脉挛滞而致目偏视。

（2）西医病因病机

1）共同性内斜视：可分为调节性和非调节性。调节性内斜视是由于过度调节，而引起强的集合力，多在 7 岁前发病，2~4 岁较多见，开始时常为间歇性，到后期变为恒定性，其特点为看近时斜视角加大。非调节性内斜视原因甚多，与眼外肌解剖异常、集合力过强或分散力过强、并发融和功能不良有关。

2）共同性外斜视：较内斜视少见，且发病较缓慢，早期多为外隐斜，常有较长潜伏期或间歇期，有随年龄增长而加大的趋势，多数外斜视在初起时为间歇性，斜视角变异较大，清晨双眼位置可能正常，傍晚劳累后则出现斜视，在思想集中时不斜，发愣时则外斜。

3）共同性上斜视：共同性上斜视为上隐斜的失代偿，因此，不能维持双眼单视，可表现为一眼上斜，两眼球运动无明显异常，健眼固视另一眼上斜，上斜眼固视时，健眼下斜。

30.1.3 临床表现

患者自幼单眼或双眼黑睛相滞于内眦侧。视近时，常偏斜瞻视。偏斜眼常远近视力皆差，眼珠转动自如（图 6）。

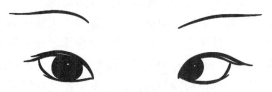

图 6 共同性斜视

（1）自觉症状

本病自觉症状不明显，多由他人发现而就诊。

（2）眼部检查

角膜映光法检查，斜视眼偏向鼻侧，可伴有视力下降。眼球向各方向运动均不受限，用任何一眼注视时其偏斜程度基本相等。

（3）实验室及特殊检查

1）弧形视野计斜视角检查：第一斜视角等于第二斜视角。

2）同视机检查：可确定斜视度、视功能级别、融合力等。

3）三棱镜遮盖法：可确定斜视度。

30.1.4　临床诊断

(1) 中医诊断

本病视近阅读时眼珠向内偏斜，但眼珠上、下、左、右转动灵活。自幼发病，无视一为二证。通常有屈光不正。临床分型如下。

1）禀赋不足证，目珠偏斜向内侧，与生俱来或幼年逐渐形成，或伴目珠发育不良，能远怯近，视物模糊；舌淡红，苔薄白，脉弱或缓。

2）经络挛滞证，小儿长期仰卧，或长期逼近视物，或偏视灯光及亮处，眼珠逐渐向内偏斜，全身及舌脉无异常。

(2) 西医诊断

1）视力检查：视力正常或两眼一致是获得双眼视觉的条件之一。有时是决定选择治疗方法、手术方式及手术时机的依据。

2）头位检查：共同性斜视的患者尤其是水平共同性斜视的患者头位通常保持正位，但也有例外。头位异常是非共同性的特征，借助异常头位可获得双眼单视，避免复视。

3）睫状肌麻痹散瞳检查：①屈光检查：12 岁以下儿童要用阿托品眼胶，在睫状肌充分麻痹下，用检影镜检查。②眼底检查：要排除视网膜母细胞瘤、视神经乳头水肿、视神经萎缩、黄斑病变等疾病。

4）眼位检查：①角膜映光法：可令患者先注视近处（33cm），然后注视远处（6m）的灯光，观察角膜上灯光的反射点位置，如果反光点在角膜中央，说明眼位为正位。眼映光法只用于不合作的患者或婴幼儿年龄太小不能保持固视近处调节目标者。②遮盖实验：根据光点的位置和遮盖后眼球移动的方向，确定有没有斜视和斜视的性质。

5）眼球运动检查：判断眼外肌的功能，看眼球运动是否正常到位。

6）确定麻痹肌的检查：检查眼球的运动功能、双眼分别注视、单眼各方向注视的斜视角度，用红镜片试验或 Hess 屏方法等检查可以帮助确定。

7）隐斜的检查：用隐斜计做定量测定。集合近点的检测，帮助诊断肌性视疲劳。

8）调节性集合/调节（AC/A）的比值测定：帮助判断斜视与调节和集合的关系。

(3) 鉴别诊断

麻痹性斜视的自觉症状有复视、混淆视、眼性眩晕及定位失误等。有的必须遮盖一眼始能进行日常活动。他觉症状有 4 个方面：眼位偏斜、眼球运动障碍、代偿头位及异常投射。

30.2 眼针在共同性斜视中的临床应用

30.2.1 技术一

主治 禀赋不足证：目珠偏斜向内侧，与生俱来或幼年逐渐形成，或伴目珠发育不良，能远怯近，视物模糊；舌淡红，苔薄白，脉弱或缓。

取穴 主穴：眼针 7 区、眼针 2 区、太阳、丝竹空、攒竹、承泣、风池。配穴：光明、足三里、中脘、脾俞。

操作规程 每次选主穴平补平泻，留针 40 分钟，眼针 7 区沿眶缘向颞侧皮下斜刺，眼针 2 区沿眶缘向鼻侧斜刺，进针时用 0.5 寸毫针进针 0.5 寸，丝竹空透太阳，攒竹平刺 0.5 寸，承泣进针从眶下缘中点与眼球之间，紧贴眶缘垂直刺入眼球下，使胀感达于整个眼球；风池垂直向同侧口角方向刺入 0.8 ~ 1 寸，平耳垂水平，略斜向下，针用补法，务使针感走达眼区或眼球部，以眼球有酸困、收缩、胀感为佳。光明、足三里、中脘、脾俞直刺有针感。进针完毕后嘱患者闭眼，坐位或仰卧位。

留针 40 ~ 60 分钟，20 ~ 30 分钟行针一次，期间不断观察患者情况，并嘱患者家属协同留观。

操作间隔 每天 1 次，10 次为 1 个疗程。每个疗程间隔 2 ~ 3 天。

方药 治以补益肝肾之品。代表方剂杞菊地黄丸加减：枸杞子 15g、菊花 9g、熟地黄 24g、山药 15g、山萸肉 15g、泽泻 9g、茯苓 9g、丹皮 9g。若体弱气虚者加党参 15g、黄精 10g，以益气养阴；伴能远怯近者加何首乌 12g、龙眼肉 10g、肉苁蓉 10g，以增滋补肝肾之功。水煎 400ml，日一剂，早晚分两次，饭后一小时温服。

30.2.2 技术二

主治 经络挛滞证：小儿长期仰卧，或长期逼近视物，或偏视灯光及亮处，眼珠逐渐向内偏斜，全身及舌脉无异常。

取穴 主穴：眼 4 区、眼 2 区、太阳、丝竹空、攒竹。配穴：承泣、风池、阳白、球后、下睛明。

操作规程 每次选主穴平补平泻，留针 40 分钟，眼针 4 区沿眶缘向鼻侧皮下斜刺，眼针 2 区沿眶缘向鼻侧斜刺，进针时用 0.5 寸毫针进针 0.5 寸，丝竹空透太阳，攒竹平刺 0.5 寸。承泣针刺时用左手拇指向上固定眼睛，右手将针缓慢直刺 1.5 寸。风池向鼻尖方向斜刺 0.5 寸。太阳斜刺 0.5 寸。下睛明、球后针刺时用左手将眼球固定，右手靠眶缘缓慢刺入 1 寸。阳白向下平刺 0.5 寸，进针完毕后嘱患者闭眼，坐位或仰卧位。

留针 40~60 分钟，20~30 分钟行针一次，期间不断观察患者情况，并嘱患者家属协同留观。

操作间隔　每天 1 次，10 次为 1 个疗程，每个疗程间隔 2~3 天。

方药　治以舒筋通络之品。代表方剂正容汤加减：羌活 10g、白附子 3g、防风 15g、秦艽 10g、胆南星 5g、半夏 10g、白僵蚕 3g、木瓜 12g、甘草 6g、生姜 6g。酌加白芍 12g、天冬 15g、当归 15g 等，以滋阴养血通络。水煎 400ml，日一剂，早晚分两次，饭后一小时温服。

（刘素清）

31 麻痹性斜视

31.1 麻痹性斜视的概述

31.1.1 概念

麻痹性斜视分为先天性、后天性两类，前者由先天发育异常、产伤等引起；后者可由外伤、炎症、血管性疾病、肿瘤和代谢性疾病引起。

麻痹性斜视类似于中医学的"风牵偏视"。风牵偏视是以眼珠突然偏斜、转动受限、视一为二为临床特征的眼病，又名目偏视、坠睛、坠睛眼。以坠睛为名记载见于《太平圣惠方·治坠睛诸方》，书中认为："坠睛眼者，由眼中贼风所吹故也，……则瞳人牵拽向下"，而《诸病源候论·目病诸候》谓："人脏腑虚而风邪入于目，而瞳子被风所射，睛不正则偏视。"均视眼珠偏斜为其主症。

31.1.2 病因病机

(1) 中医病因病机

多因脾胃虚弱，阳气下陷，内有郁热，外受风邪，肌腠疏开，脉络先畅，风客眼肌，则眼球活动受限。造成眼外肌麻痹的病变部位可在中枢神经、神经核、末梢神经、神经肌肉接头处、眼外肌本身等，从而出现复视、眼球偏斜。眼肌在五轮属肉轮，在脏属脾，主肌肉。《黄帝内经》曰"：邪之所凑，其气必虚。"脾气虚，中气不足，风邪外侵，直中眼肌，气血不得相荣而致本病。

1) 正气不足，卫外失固，或阴血亏少，络脉空虚，风中经络。

2) 脾失健运，聚湿生痰，复感风邪，风痰阻络。

3) 肝肾阴亏，阳亢动风，挟痰上扰，阻滞经络。中风之后气虚血滞，脉络瘀阻。

(2) 西医病因病机

麻痹性斜视是由于神经核、神经干或肌肉本身的器质性病变引起，可以是单条或多条眼外肌的部分或完全性麻痹。

1) 先天性：在出生时或出生后的早期发生，主要为先天发育异常，出生时受伤或出生后早期的疾病引起，可累及一条或多条眼外肌。上斜肌不全麻痹在先天性眼外肌麻痹中发病率最高。

2）后天性：多为急性发病，主要是由于支配眼外肌的神经发生麻痹。常见于外伤，如颅底部、眼眶部发生外伤及脑震荡等；炎症，如周围神经炎、脑及脑膜炎等；脑血管疾病，如脑出血、血栓等；肿瘤，眼眶或颅内肿瘤；内、外毒素，如病灶感染、酒精、烟草、铅、一氧化碳、腐肉中毒等；全身疾病，如突眼性甲状腺肿、糖尿病等；眼外肌的直接损伤及肌源性疾患，如重症肌无力等。

31.1.3 临床表现

（1）自觉症状

1）复视和混淆视是麻痹性斜视患者的常见症状。

2）眼性眩晕和步态不稳也是麻痹性斜视患者的常见症状。眩晕的原因主要是由复视和混淆视引起。当眼球运动时，斜视角不断地变化以致所视物体不能稳定。遮盖一眼后，症状即可消失。由于突然的眼位偏斜，视觉定位功能被破坏，患者走路时步态不稳，常向某一方向偏斜。

3）异常投射表现为当麻痹性斜视患者用患眼注视物体并试图用手去接触该物体时，手总是不能准确地接触该物体而偏向麻痹肌作用方向侧。

（2）眼部检查

1）运动受限：眼球运动受限是麻痹性斜视的主要症状之一，麻痹眼向麻痹肌作用方向运动受限。

2）眼位偏斜：一般来说，眼外肌麻痹必引起患眼向麻痹肌作用相反的方向偏斜。

3）第一与第二斜视角的不同：第一斜视角又称原发偏斜，是指用健眼注视时麻痹眼的偏斜度。若以麻痹眼注视则健眼的偏斜度称为第二斜视角或继发偏斜。

4）斜视度因注视方向而异：由于麻痹的眼外肌功能障碍，眼球向麻痹肌作用方向转动受限。眼球运动时，斜视度因注视方向而变化。当眼球向麻痹肌作用方向转动时，因该方向有运动障碍，故斜视度明显加大。向相反方向转动时，因肌肉功能正常而没有运动障碍，故斜视度明显减少甚至消失。

5）代偿头位：代偿头位是利用代偿注视反射以代偿某一眼外肌功能的不足，使眼睛能在一定注视范围内不产生复视，保持双眼单视的异常姿势。一般来说，将面转向复像距离最小的方向，即麻痹肌作用的方向。

31.1.4 临床诊断

（1）中医诊断

本病发病急骤，视一为二；一眼向一侧斜视，或内或外，或上或下；斜视眼运动障碍,向偏斜相对方向活动受阻;头目眩晕或有恶心呕吐。临床分型如下。

1)风邪中络证:发病急骤,可见目偏斜,眼珠转动失灵,倾头瞻视,视物昏花,视一为二;兼见头晕目眩,步态不稳;舌淡,脉浮数。

2)风痰阻络证:眼症同前,兼见胸闷呕恶,食欲缺乏,泛吐痰涎;舌苔白腻,脉弦滑。

3)脉络瘀阻证:多在头部外伤、眼部直接受伤或中风后,出现目珠偏位,视一为二;舌脉无特殊。

(2)西医诊断

1)复视:先天性的麻痹性斜视一般都无复视,后天性有明显复视,并伴有眩晕、恶心等症状。

2)代偿头位:在麻痹肌作用方向上复视最为明显,多数患者都会采取一个头位来避免复视的干扰,如转面、歪头、抬或收下颌,以避开麻痹肌作用方向。

3)斜视:根据受累肌肉不同表现出相应眼位变化。麻痹性斜视的斜视度在不同方向上有很大差异,一般在麻痹肌作用方向上最大,先天性麻痹者也可能在麻痹肌的拮抗肌作用方向上最大。两只眼分别注视时斜视角也不等大,健眼注视时麻痹眼显示的斜视为第一斜视角,麻痹眼注视时健眼显示的斜视角为第二斜视角,麻痹性斜视患者第二斜视角大于第一斜视角。

4)眼球运动异常:麻痹性斜视的眼球运动有明显异常变化,眼球向麻痹肌作用方向的运动减弱,其拮抗肌和配偶肌的力量会有相应增强。后天性发病者,特别是急性期内以麻痹肌的减弱最为突出,而先天性麻痹性斜视患者,常常以麻痹肌的拮抗肌功能亢进表现更为明显。

(3)鉴别诊断

本病应与通睛相鉴别:两者相同之处是均有目偏斜。不同之处是通睛无复视,第一斜视角等于第二斜视角,无眼球运动障碍;风牵偏视则有复视,第二斜视角大于第一斜视角,并有不同程度的眼球转动受限。

31.2 眼针技术在麻痹性斜视中的临床应用

31.2.1 技术一

主治 风邪中络证:发病急骤,可见目偏斜,眼珠转动失灵,倾头瞻视,视物昏花,视一为二;兼见头晕目眩,步态不稳;舌淡,脉浮数。

取穴 主穴:眼针4区、眼针3区、丝竹空、攒竹、睛明、承泣、球后、太阳。配穴:合谷、肝俞、肾俞、脾俞。

操作规程 每次选主穴平补平泻,留针40分钟,眼针4区沿眶缘向鼻侧皮下斜刺，眼针 3 区沿眶缘向鼻侧皮下斜刺，进针时用 0.5 寸毫针进针 0.5 寸，丝竹空平刺 1 寸，攒竹平刺 0.5 寸，睛明进针时先将眼球以手指向外侧固定，紧靠眶缘垂直刺入 0.5~1 寸，承泣针刺时用左手拇指向上固定眼睛，右手将针缓慢直刺 1.5 寸，球后针刺时用左手将眼球固定，右手靠眶缘缓慢刺入 1 寸，太阳直刺 1 寸，合谷直刺 1 寸，肝俞、肾俞、脾俞斜刺 0.5 寸。进针完毕后嘱患者闭眼，坐位或仰卧位。

留针 40~60 分钟，20~30 分钟行针一次，期间不断观察患者情况，并嘱患者家属协同留观。

操作间隔　每天 1 次，10 次为 1 个疗程，每个疗程间隔 2~3 天。

方药　治以祛风散邪，活血通络之品。处方为羌活胜风汤合牵正散加减：柴胡 12g、黄芩 10g、白术 15g、荆芥 10g、枳壳 6g、川芎 15g、防风 10g、羌活 10g、独活 12g、前胡 10g、薄荷 6g、桔梗 10g、白芷 10g、甘草 6g、白附子 3g、僵蚕 3g。兼肝虚血少者，可加当归 15g、白芍 15g、熟地 10g，以补血养血；头晕目眩者，酌加当归 15g、白芍 12g、天麻 10g、菊花 9g，以养血祛风通络。水煎 400ml，日一剂，早晚分两次，饭后一小时温服。

31.2.2　技术二

主治　风痰阻络证：眼症同前；兼见胸闷呕恶，食欲不振，泛吐痰涎；舌苔白腻，脉弦滑。

取穴　主穴：眼 7 区、眼 5 区、丝竹空、攒竹、睛明、承泣、球后、太阳。配穴：风池、三阴交、太白穴、脾俞。

操作规程　每次选主穴平补平泻，留针 40 分钟，眼针 7 区沿眶缘向颞侧皮下斜刺，眼针 5 区沿眶缘向鼻侧皮下斜刺，进针时用 0.5 寸毫针进针 0.5 寸，丝竹空平刺 1 寸、攒竹平刺 0.5 寸，睛明针刺时先将眼球以手指向外侧固定，紧靠眶缘垂直刺入 0.5~1 寸，承泣针刺时用左手拇指向上固定眼睛，右手将针缓慢直刺 1.5 寸，球后针刺时用左手将眼球固定，右手靠眶缘缓慢刺入 1 寸，太阳直刺 1 寸，风池垂直向同侧口角方向刺入 0.8~1 寸，平耳垂水平，略斜向下，务使针感走达眼区或眼球部，三阴交、太白穴直刺 1 寸，脾俞斜刺 0.5 寸。进针完毕后嘱患者闭眼，坐位或仰卧位。

留针 40~60 分钟，20~30 分钟行针一次，期间不断观察患者情况，并嘱患者家属协同留观。

操作间隔　每天 1 次，10 次为 1 个疗程，每个疗程间隔 2~3 天。

方药　治以祛风除湿，化痰通络之品。处方为正容汤加减：羌活 10g、白附子 3g、防风 15g、秦艽 10g、胆南星 5g、半夏 6g、白僵蚕 3g、木瓜 12g、甘草 6g、生姜 6g。可酌加赤芍 10g、当归 10g，以活血通络；恶心呕吐甚者，可加竹茹 12g，以涤痰止呕；痰湿偏重者，酌加薏仁 15g、石菖蒲 10g、佩兰 12g，以芳香化浊，除湿祛痰。水煎 400ml，日一剂，早晚分两次，饭后一小时温服。

31.2.3　技术三

主治　脉络瘀阻证：多因头部外伤、眼部直接受伤或中风后，出现目珠偏位，视一为二；舌脉无特殊。

取穴　主穴：眼 4 区、眼 5 区、睛明、承泣、球后、太阳、风池。配穴：鱼腰、阳白、合谷、足三里。

操作规程　每次选主穴平补平泻，留针 40 分钟，眼针 4 区、5 区沿眶缘向鼻侧皮下斜刺，进针时用 0.5 寸毫针进针 0.5 寸，睛明进针时先将眼球以手指向外侧固定，紧靠眶缘垂直刺入 0.5~1 寸，承泣进针从眶下缘中点与眼球之间，紧贴眶缘垂直刺入眼球下，使胀感达于整个眼球；球后进针时嘱咐患者眼睛向上看，用手指轻轻固定眼球，针尖略向上方朝视神经孔方向垂直刺入 1~1.5 寸、太阳直刺 1~1.5 寸，风池向鼻尖方向斜刺 1.2 寸，阳白向下平刺 0.5 寸，合谷、足三里直刺 1 寸。进针完毕后嘱患者闭眼，坐位或仰卧位。

留针 40~60 分钟，20~30 分钟行针一次，期间不断观察患者情况，并嘱患者家属协同留观。

操作间隔　每天 1 次，10 次为 1 个疗程，每个疗程间隔 2~3 天。

方药　治以活血行气，化瘀通络之品。处方为桃红四物汤加减：桃仁 9g、红花 10g、当归 15g、川芎 12g、熟地 15g、白芍 12g。病变早期可于方中加防风 15g、荆芥 12g、白附子 3g、僵蚕 3g、全蝎 3g，以增祛风散邪之功；后期可于方中加党参 15g、黄芪 20g 等，以益气扶正。水煎 400ml，日一剂，早晚分两次，饭后一小时温服。

（刘素清）

32 弱视

32.1 弱视概述

32.1.1 概念

弱视是由于先天性或在视觉发育的关键期进入眼内的光刺激不够充足,剥夺了黄斑形成清晰物像的机会（视觉剥夺）和（或）两眼视觉输入不等引起清晰物像与模糊物像之间发生竞争（双眼相互作用异常）所造成的单眼或双眼视力减退。一般眼科检查无器质性病变,经睫状肌麻痹检影后矫正视力≤0.8者均为弱视。

弱视是指眼球外观正常而单眼或双眼视力低下,矫正镜片不能改善视力,但如在幼年时采用遮盖疗法,则视力可以部分或全部恢复。

32.1.2 病因病机

(1) 中医病因病机

在古代文献中,前人将其归结到如"视瞻昏渺"、"青盲"、"目暗不明"等相关的眼病中。对发病机制的认识也相应体现在能引起弱视的"能近怯远"、"能远怯近"、"小儿通睛"和"小儿眼生翳"中。

1）弱视发病之本在于先天禀赋不足。精是构成人体的基本物质,与生俱来。目之先天之精禀受父母,先天之精的盛衰取决于父母五脏之精的盛衰。元精上聚,使目形初具,又不断发挥其原动力作用,推动目的形、神的不断发育、完善。先天之精匮乏,精微物质则不能上聚以形成目,更不能促进眼视觉功能的发育,其结果必然形成弱视。

2）弱视发病之源在于后天失养。人禀受于先天之精而生,既生之后则依赖后天营养的不断滋养。后天之精匮乏则精微物质不能上达于目而影响眼视瞻功能的发挥。五脏为后天之精化生和储藏的场所,因此,只有脏腑功能正常,化生有源,精有所藏,眼才能源源不断地得到精微物质的滋养,形成形神兼备的眼睛。

3）弱视在脏责之于肝肾脾。眼作为一视觉器官,"所以视万物,别黑白,审长短"为人体之外窍,与其他组织器官一样,其功能也是脏腑功能的外在表现。眼之所以能发挥正常的视瞻功能是在脏腑的功能活动下,精气不断上输,营养于目的结果。在视觉的发育和弱视的形成过程中，脏腑之中以肝肾脾的失调最为引人重视。

(2) 西医病因病机

从临床角度分析，弱视的病因可分为两类：末梢性和中枢性。末梢性弱视主要是由于视网膜以前的视觉通路异常，造成视网膜不能得到良好的视觉光信息的刺激，出现视觉发育障碍，形成弱视。这类弱视的发生主要是在出生后视觉系统发育初期，视觉感受末梢——视网膜不能得到必需的视觉光信息的刺激，导致视觉系统发育障碍。末梢性弱视因缺乏视觉光信息的刺激，发生弱视是一种被动机制，可以是单眼弱视，也可以双眼均发生弱视。中枢性弱视则是因双眼视觉信息紊乱（复视、混淆视及像差等），大脑不能将双眼的视觉信息进行融合，从而主动采取代偿机制，压抑其中一眼视觉或形成异常视网膜对应，出现单眼弱视。（这类弱视是大脑主动压抑了一眼的视觉发育，因此是单眼弱视。）中枢性弱视的临床主要原因为斜视、屈光参差等。

关于其确切的发病机制目前尚未清楚，现在比较公认的观点是弱视的发生主要与视觉发育敏感期内大脑皮质细胞未得到足够的视觉刺激有关，视觉皮层接收的不同信息成分经不同的径路到相应中枢进行处理，完整的视觉刺激应包括光觉、形觉、色觉、立体觉、视觉、运动觉等。

弱视的分类如下。

1）斜视性弱视：患者有斜视或曾经有过斜视，常发生于四岁以内单眼恒定性斜视儿童，多见于内斜视。为了克服复视和视觉紊乱，大脑视皮质主动抑制由斜视眼传入的视觉冲动，斜视眼的黄斑功能长期被抑制而形成弱视。这种弱视预后较好，只要早期让斜视眼得到注视，就可解除抑制，提高视力。

2）屈光不正性弱视：多为双侧性，发生在没有戴过矫正眼镜的高度屈光不正的儿童或成人，屈光不正的度数高。患者的双眼视力差不多，无融像障碍，所以不引起黄斑功能抑制，无需特殊治疗，只要配戴合适的眼镜，视力就会逐渐提高。

3）屈光参差性弱视：由于双眼的屈光参差较大，双眼在黄斑部成像大小和清晰度不等，造成融像障碍，引起视皮层抑制屈光不正较大眼的物像，从而形成弱视。这种弱视预后也较好，如能早期配戴合适的眼镜，可提高视力。

4）视觉剥夺性弱视：在婴儿期由于先天性白内障角膜混浊、上睑下垂等疾病，致使光刺激不能充分进入眼内，剥夺了该眼黄斑部的视觉刺激，视功能发育受到抑制，从而形成弱视。这种弱视由于发生在婴幼儿视觉发育的早期，不仅视力低下，而且预后也较差。

5）先天性弱视：发病机制目前尚不清楚，可能因出生时黄斑、视路出血而影响了视觉发育，可能继发于眼球震颤或先天性全色盲。这种弱视治疗常无效，预后不佳。

32.1.3 临床表现

(1) 自觉症状

视物昏矇，因患儿年幼而不能自述，多因目偏视而被细心的家长所发现。

(2) 眼部检查

矫正视力≤0.8，或伴有目偏视，或先天性白内障术后及不恰当地遮盖眼睛等。视力检查中对单个字体的辨认能力比同样大小排列成行字体的辨认能力高（拥挤现象），立体视功能障碍。眼底检查常有异常固视。

(3) 实验室及特殊检查

1）视觉电生理检查：图形视觉诱发电位（P-VEP）P 100 波潜伏期延长及振幅降低。

2）同视机检查：用于双眼视觉功能检查。

32.1.4 临床诊断

(1) 中医诊断

视力（包括矫正视力）≤0.8；常规检查无器质性病变。

临床分型如下。

1）禀赋不足证：胎患白内障术后或先天远视、近视等视物不清；或兼见小儿夜惊，遗尿，舌质淡，脉弱。

2）脾胃虚弱证：视物不清，或胞睑下垂；或兼见小儿偏食，面色萎黄无华，消瘦食欲缺乏，食后脘腹胀满，便溏；舌淡嫩，苔薄白，脉缓弱。

(2) 西医诊断

1）视力检测：凡眼部无明显器质性病变，以功能性因素所引起的远视力≤0.8且不能矫正者均列为弱视。并将弱视按程度分为 3 个等级。①轻度弱视：矫正视力为 0.8~0.6 者，为轻度弱视。②中度弱视：矫正视力为 0.5~0.2 者，为中度弱视。③重度弱视：矫正视力≤0.1 者，为重度弱视。

2）眼前节检查：采用裂隙灯显微镜检查角膜、巩膜、虹膜、瞳孔及晶状体无异常者。

3）眼底检查：用直接检眼镜检查玻璃体，眼底无异常。

4）图形视觉诱发电位（P-VEP）检查：初诊及治疗后分别做全视野 P-VEP 检查。

(3) 鉴别诊断

本病应与远视、近视相鉴别，三者均为视力较差，视远不清，但是远视与近视给予配镜可以矫正到 1.0，而弱视配镜不能矫正。

32.2　眼针技术在弱视治疗中的临床应用

32.2.1　技术一

主治　禀赋不足证：胎患白内障术后或先天远视、近视等视物不清；或兼见小儿夜惊，遗尿，舌质淡，脉弱。

取穴　主穴：眼 2 区、眼 8 区、百会、丝竹空、太阳、睛明、风池、承泣。配穴：肾俞、关元、天枢、气海、足三里、三阴交。

操作规程　每次选主穴平补平泻，留针 40 分钟，眼针 2 区沿眶缘向鼻侧皮下斜刺，眼针 8 区沿眶缘向颞侧皮下斜刺，进针时用 0.5 寸毫针进针 0.5 寸，百会平刺 0.5 寸，丝竹空透太阳，睛明进针时先将眼球以手指向外侧固定，紧靠眶缘垂直刺入 0.5~1 寸，风池向鼻尖方向斜刺 0.5 寸，承泣进针从眶下缘中点与眼球之间，紧贴眶缘垂直刺入眼球下。肾俞斜刺 0.5 寸，关元、天枢、气海直刺 0.5 寸，足三里、三阴交直刺 1 寸。进针完毕后嘱患者闭眼，坐位或仰卧位。

留针 40~60 分钟，20~30 分钟行针一次，期间不断观察患者情况，并嘱患者家属协同留观。

操作间隔　每天 1 次，10 次为 1 个疗程，每个疗程间隔 2~3 天。

方药　治以补益肝肾，滋阴养血之品。处方为四物五子丸加减：熟地黄 15g、当归 10g、地肤子 12g、白芍 15g、菟丝子 12g、川芎 10g、覆盆子 12g、枸杞 10g、车前子 15g。偏肾虚者，可加山茱萸 10g、补骨脂 10g，以温补肾阳；偏肝肾阴虚者，宜加褚实子 12g、桑椹子 10g，以滋补肝肾。水煎 400ml，日一剂，早晚分两次，饭后一小时温服。

32.2.2　技术二

主治　脾胃虚弱证：视物不清，或胞睑下垂；或兼见小儿偏食，面色萎黄无华，消瘦食欲不振，食后脘腹胀满，便溏；舌淡嫩，苔薄白，脉缓弱。

取穴　主穴：眼 7 区、眼 5 区、百会、睛明、风池、承泣、攒竹、鱼腰。配穴：合谷、章门、胃俞、中脘、足三里、脾俞。

操作规程　每次选主穴平补平泻，留针 40 分钟，眼针 7 区沿眶缘向颞侧皮下斜刺，眼针 5 区沿眶缘向鼻侧皮下斜刺，进针时用 0.5 寸毫针进针 0.5 寸，百会平刺 0.5 寸，睛明进针时先将眼球以手指向外侧固定，紧靠眶缘垂直刺入 0.5~1 寸，风池向鼻尖方向斜刺 0.5 寸，承泣针从眶下缘中点与眼球之间，紧贴眶缘垂直刺入眼球下，攒竹、鱼腰平刺 0.5 寸，章门、中脘直刺 0.5 寸，胃俞、脾俞斜刺 0.5 寸，足三里直刺 1 寸。进针完毕后嘱患者闭眼，坐位或仰卧位。

留针 40~60 分钟，20~30 分钟行针一次，期间不断观察患者情况，并嘱患者家属协同留观。

操作间隔 每天 1 次，10 次为 1 个疗程，每个疗程间隔 2~3 天。

方药 治以补气健脾，渗湿和胃之品。处方为参苓白术散加减：人参 15g、白术 15g、茯苓 12g、炒甘草 6g、山药 15g、桔梗 10g、白扁豆 10g、莲子肉 12g、薏苡仁 15g、缩砂仁 10g。兼食滞者可选加山楂 10g、麦芽 12g、神曲 12g、谷芽 10g、鸡内金 12g。水煎 400ml，日一剂，早晚分两次，饭后一小时温服。

（刘素清）

33 近视

33.1 近视概述

33.1.1 概念

近视是指眼在调节松弛状态下，平行光线经眼的屈光系统的折射后焦点落在视网膜之前。古代医籍对本病早有认识，称为"目不能远视"，又名"能近怯远症"，至《目经大成》始称近视由先天生成。近视的发生与遗传、发育、环境等诸多因素有关。

近视的分类方法如下：按度数的浅深可分为低度（-3.00D 以下）、中度（-3.00~-6.00D）、高度（-6.00D 以上）三种。按病因病理可分为轴性、曲率性、屈光率性、调节性（假性）。按发生发展的先后与趋势可分为先天、后天或单纯性与病理性两类。病理性近视也称进行性近视，超过-20.00D 的称恶性近视。根据点用睫状肌麻痹剂后的屈光变化可分为假性（用药后近视消失）、真性（用药后近视度未降低）、混合性（用药后近视度降低但仍未恢复正视者）三种。其中假性近视所占比例不会超 5%，真性与混合性均各占半数，随着年龄增加，假性比例慢慢降低，真性比例逐渐增加。

近视眼是损害视力最常见的眼病之一，多发生在青少年时期，每给患者带来不同程度的痛苦。

33.1.2 病因病机

（1）中医病因病机

本病巢元方认为："夫目不能远视者，由于目为肝之外候，脏腑之精华，若劳伤腑脏，肝气不足，……故不能远视。"表明中医对"不能远视"是强调整体观念的，且认为其发病原因与人体脏器所受的影响有关。唐·孙思邈所著《千金要方·七窍病》中说："数看日月，夜视星火，夜读细书，月下看书，抄写多年，雕镂细作，博奕不休，……丧明之本"。眼科专著《秘传眼科龙木论·龙目总论》中亦说："抄写雕镂，刺绣博奕，……皆能目病"。至明代，傅仁宇所著的《审视瑶函·目为至宝论》说："竭视劳瞻，而不知养息"，能致病而损光华，才确定了久视伤睛成近视的观点。《诸病源候论·目病诸侯》中谓："劳伤肝腑，肝气不足，兼受风邪，使精华之气衰弱，故不能远视。"在《审视瑶函·内障》中称："肝经不足肾经病，光华咫尺视模糊"及"阳不足，病于少火者也"。结合临床归纳如下两个方面。

1）过用目力，久视伤血，血伤气损，以致目中神光不能发越于远处。

2）肝肾两虚，禀赋不足，神光衰弱，光华不能远及而仅能视近。

(2) 西医病因病机

近视眼的形成是由于平行线进入眼内后，在视网膜前形成焦点，在视网膜上不能形成一个清晰的物像，人们就会感到远处的物体模糊不清。

近视眼形成的原因有眼轴伸长和屈光力过强两方面的因素。

1）眼轴伸长：即眼球的前后径超出正常范围，是导致近视眼的主要原因，多由环境、遗传、体质因素导致。①环境因素：儿童、青少年学生在发育时期的不良的阅读习惯，如近距离用眼过度和用眼卫生不当。另外，不注意阅读时的照明，如光线不足或光线过强、眩光刺眼等。②遗传因素：少数高度近视儿童可有家族史，这类儿童往往都有近视度数呈逐渐增加的趋势。③体质因素：与儿童青少年近视有密切关系，如体质较差、偏食、挑食、营养缺乏等均可导致近视的发生。

2）眼的屈光力过强：眼轴正常，由于眼的屈光系统，如角膜、晶状体、玻璃体的屈光指数的改变。这种情况大多数是先天性的，在儿童近视中不常见。

33.1.3 临床表现

(1) 自觉症状

远距离视物模糊，近距离视物清晰。常移近所视目标，且眯眼视物。近视度数较高者，除远视力差外，常伴有夜间视力差、飞蚊症、闪光感等症状。部分患者可有视疲劳症状。

(2) 眼部检查

远视力减退，近视力正常，可伴有外隐斜或外斜视或眼球突出；高度近视可发生程度不等的眼底退行性改变，如近视弧形斑、豹纹状眼底。低、中度者眼底一般无变化或呈豹纹状眼底，近视弧形斑。高度近视者视神经乳头颞侧或周围环状脉络膜萎缩，黄斑变性、出血，后巩膜葡萄肿，并易发生视网膜裂孔和视网膜脱离。高度近视者因眼轴处长而稍突出，同时伴前房较深和瞳孔较大，且对光反射略迟钝；用凹球面透镜能增进视力。

33.1.4 临床诊断

(1) 中医诊断

远视力减退，近视力正常；验光检查为近视；高度近视者眼前常有黑影飘动，眼球突出，甚或外斜；眼底呈近视眼改变；临床分型如下。

1）气血不足证，视近清楚，视远模糊，眼底或可见视网膜呈豹纹状改变；或兼见面色㿠白，体疲乏力；舌质淡，苔薄白，脉细弱。

2）肝肾两虚证，能近怯远，可有眼前黑花飘动，眼底可见玻璃体液化混浊，视网膜呈豹纹状改变；或有头晕耳鸣，腰膝酸软，寐差多梦；舌质淡，脉细弱或弦细。

(2) 西医诊断

1）常规检查远、近视力可进行初步判断。凡远视力不良（不到 0.1）而近视力正常的，一般可初步定为近视眼。如远视力和近视力皆不良，则可能为远视眼或其他眼病。检查时应注意照明度与距离，并按检查视力的要求测试，务求正确。

2）插片检查法为进一步检查手段。对初步确定为近视眼的尚需做插片检查，以求进一步确定。此法应用凸镜法+0.50D 和−0.50D 开始分别检查，插片只能作为了解近视程度参考而不可作为配镜度数用。凡视力不良，加戴以上凸凹透镜片皆不增进视力者则可能是患有其他眼病。

3）检影诊断法为进一步明确诊断时使用。如经过上述检查，不能明确诊断者，则需进一步做检影诊断，点阿托品眼胶或托吡卡胺眼液，充分散瞳后检影。

4）其他检查法，如使用屈光计、验光仪等测屈光度，用角膜计测散光度等。

(3) 鉴别诊断

近视要与远视相鉴别，两者皆为视远不清，远视是眼在调节松弛状态下，平行光线经眼的屈光系统的折射后焦点落在视网膜之后，在视网膜上形成一个弥散环，不能形成清晰的物像。古称能远怯近症。

33.2　眼针技术在近视中的临床应用

33.2.1　技术一

主治　气血不足证：视近清楚，视远模糊，眼底或可见视网膜呈豹纹状改变；或兼见面色㿠白，体疲乏力；舌质淡，苔薄白，脉细弱。

取穴　主穴：眼针 1 区、6 区、7 区、攒竹、丝竹空、太阳、合谷。配穴：光明、脾俞、肾俞、百会、气海。

操作规程　每次选主穴平补平泻，留针 40 分钟，眼 1 区沿眶缘向颞侧皮下斜刺，6 区、7 区沿眶缘向颞侧皮下斜刺，进针时用 0.5 寸毫针进针 0.5 寸，攒竹平刺 0.5 寸，丝竹空透太阳 1 寸，合谷直刺 1 寸，百会平刺 0.5 寸，脾俞、肾俞斜刺 0.5 寸，光明、气海直刺 0.5 寸。进针完毕后嘱患者闭眼，坐位或仰卧位。

留针 40~60 分钟，20~30 分钟行针一次，期间不断观察患者情况，并嘱患者家属协同留观.

操作间隔　得气后留针 40 分钟到 1 小时，一周三次，三个月为 1 个疗程。

方药　治以补血益气之品。代表方剂当归补血汤加减：生地黄 15g、熟地黄 12g、当归身 10g、川芎 10g、牛膝 12g、防风 10g、炙甘草 9g、白术 15g、天门冬 15g、白芍 12g。若有眼胀涩者可加白芍 15g、木瓜 10g，以养血活络。水煎 400ml，日一剂，早晚分两次，饭后一小时温服。

33.2.2　技术二

主治　肝肾两虚证：能近怯远，可有眼前黑花飘动，眼底可见玻璃体液化混浊，视网膜呈豹纹状改变；或有头晕耳鸣，腰膝酸软，寐差多梦；舌质淡，脉细弱或弦细。

取穴　主穴：眼针 2 区、4 区、8 区、攒竹、丝竹空、太阳、合谷。配穴：肝俞、肾俞、太溪、太冲、光明。

操作规程　每次选主穴平补平泻，留针 40 分钟，眼 2 区、4 区沿眶缘向鼻侧皮下斜刺，8 区沿眶缘向颞侧皮下斜刺，进针时用 0.5 寸毫针进针 0.5 寸，攒竹平刺 0.5 寸，丝竹空透太阳 1 寸，合谷直刺 1 寸，肝俞、肾俞斜刺 0.5 寸，太溪、太冲直刺 0.5 寸，光明直刺 1 寸。进针完毕后嘱患者闭眼，坐位或仰卧位。

留针 40~60 分钟，20~30 分钟行针一次，期间不断观察患者情况，并嘱患者家属协同留观。

操作间隔　得气后留针 40 分钟到 1 小时，一周三次，三个月为 1 个疗程。

方药　治以滋补肝肾之品。代表方剂驻景丸加减方加减：菟丝子 20g、楮实子 15g、茺蔚子 15g、枸杞 20g、木瓜 15g、寒水石 10g、河车粉 10g、生三七粉 3g、五味子 15g。若眼底视网膜呈豹纹状改变者，可选加太子参 15g、麦冬 15g、五味子 12g，以助益气之功。水煎 400ml，日一剂，早晚分两次，饭后一小时温服。

（刘素清）

34　远视

34.1　远视概述

34.1.1　概念

远视是指眼睛能看远不能看近，或看远较看近清楚，属临床常见病之一。

《素问病机气宜保命集》称之为"能远视不能近视，《证治准绳·七窍门》称"能远怯近症"，《目经大成》始简称"远视"。

远视是指眼在调节松弛状态下，平行光线经眼的屈光系统的折射后焦点落在视网膜之后，在视网膜上形成一个弥散环，不能形成清晰的物像。古称能远怯近症，至《目经大成·远视》始名远视，书中载："此症……甚则秉烛作书，举头落笔。出入非杖藜熟路，莫敢放步。"本病轻者视远较视近清楚，重者视远亦不清楚。

远视，在看清远距离目标时，需使用调节以增加屈光率，而要看清近距离目标则需使用更多调节，当调节力不能满足这种需要时，即可出现近视力甚至远视力障碍。

34.1.2　病因病机

（1）中医病因病机

1）禀赋不足：为阴阳俱虚之证。多因未出生前禀赋父母之精不足，或父母年老体弱多病，或房劳过度，精血不旺，或营养不良，气血不足，均可影响胎儿发育，导致先天不足。肾藏精，为"先天之本"，可"藏真阴寓元阳"，肾阳不足则阳气虚弱，神光不能越外而远照，故视远模糊；肾阴不足则阴精亏损，光华不聚，则视近昏花，视远也不清。

2）阴精亏损：多因房事不节，用目过久，形体劳倦，悲泣过度，或久病及肾，热病伤阴所致。阴精亏损，精气不能上承目窍，敛聚光华，故视近模糊；阴精亏损阳气独盛，发越于外则视远尚清。正如王海藏所说，"目能远视，责因有火，不能近视，责其无水"。病为阴精亏损，阳气独盛而成。

3）肝胆湿热：饮食不节，过食肥甘，脾胃受伤，运化失司，湿热内停，熏蒸肝胆，血气损伤，光华散乱所致远视。

（2）西医病因病机

远视眼中最常见的是轴性远视，即眼的前后轴较正视眼短些，这是屈光异常中比较多见的一种。在初生时人的眼轴平均长度约为 17.3mm，从眼轴的长短来看几乎都是远视，可以说婴儿的远视眼是生理性的。之后，随着婴儿身体的发育，眼的前后轴也慢慢增长，待到成年，人眼应当是正视或者接近于正视。有些人在眼的发育过程中，由于内在（遗传）和外界环境的影响使眼球停止发育，眼轴不能达到正常眼的长度，因而到成年时仍保持婴儿或幼儿的眼球轴长，称为轴性远视眼。反之，发育过程中眼轴发育过长即成近视眼。真正屈光度为零的正视眼是少数。

眼的前后轴变短，亦可见于病理情况。眼肿瘤或眼眶的炎性肿块可使眼球后极部内陷并使之变平；再者，球后新生物或球壁组织水肿均可使视网膜的黄斑区向前移；一种更为严重的情况，可以由视网膜剥离所引起，这种剥离所引起的移位，甚至可使之触及晶状体的后面，其屈光度的改变更为明显。

远视眼的另一原因为曲率性远视，它是由于眼球屈光系统中任何屈光体的表面弯曲度较小所形成，称为曲率性远视。角膜是易于发生这种变化的部位，如先天性平角膜，或由外伤与由角膜疾病所致。从光学的理论计算，角膜的弯曲半径每增加 1mm 可增加 6D 的远视。在这种曲率性远视眼中，只有很少的角膜能保持完全球形，几乎都合并有散光。

第三种远视称屈光率性远视。这是由于晶状体的屈光效力减弱所致，是因老年时所发生的生理性变化以及糖尿病患者在治疗中引起的病理变化所造成；晶状体向后脱位时也可产生远视，它可能是先天性的不正常或眼外伤和眼病所引起；另外，在晶状体缺乏时可致高度远视。

34.1.3　临床表现

（1）视力下降

一般来说，远视患者的远近视力都不好。青少年患者轻度远视（+2.00D 以下），若调节力强，其远近视力尚能保持正常；若调节力减退，就可出现不同程度的视力障碍。为了补偿视物模糊不清的印象，在近距离工作时放弃调节，使视网膜上影象增大，需把目标靠近眼睛，因而远视患者会表现出近视症状。中度远视（+2.00D～+5.00D）可有不同程度的视力下降。高度远视（+5.00D 以上）多为明显的视力下降，甚至不能矫正。随着年龄的增长，调节能力逐渐降低，视力也越来越下降，尤以近视力更为明显。因而远视眼患者也出现"早花"现象。

（2）视力疲劳

视力疲劳是远视眼的主要症状，这是为求得视力补偿而经常运用调节力所致，尤以长时间近距离工作之后更为明显。表现为头痛，眼胀，眼眶隐痛，眼干，困倦，不耐久视，眼前闪光，甚至出现复视等症状。也有些出现烦躁，眩晕，恶心呕吐，嗜睡。

（3）眼位偏斜

为了看清物像，远视患者的睫状肌经常处于紧张与调节痉挛状态，相对过度地增强了眼球的集合作用，而引起内隐斜或内斜视。祖国医学称之为"通睛"、"神珠将反"。

（4）眼底改变

有些高、中度远视患者，检查可见眼底视神经乳头较红、较小，境界不清，中心凹反光点弥散，颇似视神经炎之状，故有"假性视神经炎"之象。

34.1.4 临床诊断

（1）中医诊断

本病自觉症状如下：轻度远视者，远近视力均可正常；如为高度远视者，视远视近均不清楚，而且近视力比远视力更差。严重者可伴有眼球、眼眶隐痛，看书模糊，眩晕、恶心、泛呕等视疲劳症状。

眼部检查可见中度以上远视，视神经乳头较小、色红、边缘不清，稍隆起；远视程度大的儿童易诱发内斜视。

中医临床分型如下。

1）肝肾不足证：视远尚清，视近模糊，全身无明显不适，或久视目珠酸痛，头晕耳鸣，腰膝酸软，口咽干燥，舌红少苔，脉细数。

2）气血两虚证：视远较视近清楚，不耐久视，两目隐痛，甚则连及前额，全身可兼见面色少华，心悸怔忡，头晕失眠，气短神疲，食欲缺乏，舌淡苔白，脉细无力。

（2）西医诊断

1）弥散光下进行眼外观检查：包括眼球大小和睑形的对称。部分患者可呈内隐斜或内斜视，多见于学龄前儿童。少部分患者也有外斜视。遮盖法可判定是隐性或显性。

2）视力检查：远、近视力的正确检查与灵活分析，对于远视的快速诊断有很大帮助。青少年的眼睛有很强的调节作用，轻度远视时，远、近视力皆可正常；青少年高度远视和中年人中度远视，远、近视力均减退。

3）检眼镜检查：最常见的表现是视神经乳头较小，色泽红润，边缘稍模糊，高度远视者可合并发生淡黄色团状透明的脉络膜小疣，大者可有视野缺损。在视神经乳头的下方往往形成一种新月形的变化。这种变化一般认为是先天性的，因而并不造成视力明显的降低。相对地说，远视眼的黄斑部比正视眼者要离开视神经乳头远些。

4）主观验光法检查和客观检影法检查：进行检查并用球柱镜联合予以矫正。另外，有条件的话还可做前房角镜检查，前房角常略浅。

（3）鉴别诊断

本病应与近视眼相鉴别，近视是指眼在调节松弛状态下，平行光线经眼的屈光系统的折射后焦点落在视网膜之前。古代医籍对近视早有认识，称为目不能远视，又名能近怯远症。

34.2　眼针技术在远视中的临床应用

34.2.1　技术一

主治　肝肾不足证：视远尚清，视近模糊，全身无明显不适，或久视目珠酸痛，头晕耳鸣，腰膝酸软，口咽干燥，舌红少苔，脉细数。

取穴　主穴：眼针 4 区、2 区、承泣、太阳、攒竹、风池。配穴：肝俞、肾俞、太冲、球后。

操作规程　每次选主穴平补平泻，留针 40 分钟，眼针 4 区沿眶缘向鼻侧斜刺，2 区沿眶缘向鼻侧皮下斜刺，进针时用 0.5 寸毫针进针 0.5 寸，承泣进针从眶下缘中点与眼球之间，紧贴眶缘垂直刺入眼球下，太阳斜刺 0.5 寸，攒竹平刺 1 寸，风池针尖微下向鼻尖方向斜刺 0.5 寸，肝俞、肾俞、太冲直刺 0.5 寸，球后紧靠眶缘直刺 1 寸。进针完毕后嘱患者闭眼，坐位或仰卧位。

留针 40~60 分钟，20~30 分钟行针一次，期间不断观察患者情况，并嘱患者家属协同留观。

操作间隔　每天 1 次，10 次为 1 个疗程。

方药　治以补益肝肾之品。方药以杞菊地黄丸加减：枸杞子 15g、菊花 9g、熟地黄 24g、山药 15g、山萸肉 15g、泽泻 9g、茯苓 9g、丹皮 9g。加五味子 10g、生牡蛎 6g，加强滋肝养肾敛阴之力。目珠酸痛加郁金 12g、红花 10g，以活血通络止痛，或用当归 15g、川芎 12g、蔓荆子 10g，以养血清利头目。夜多盗汗，去枸杞、菊花，加知母 10g、地骨皮 15g、银柴胡 10g，清虚热。水煎 400ml，日一剂，早晚分两次，饭后一小时温服。

34.2.2　技术二

主治　气血两虚证：视远较视近清楚，不耐久视，两目隐痛，甚则连及前额，全身可兼见面色少华，心悸怔忡，头晕失眠，气短神疲，食欲缺乏，舌淡苔白，脉细无力。

取穴　主穴：眼针 5 区、6 区、7 区，承泣、太阳、攒竹、风池。配穴：球后、百会、上星。

操作规程　每次选主穴平补平泻，留针 40 分钟，眼 5 区沿眶缘向鼻侧斜刺，6 区、7 区沿眶缘向颞侧皮下斜刺，进针时用 0.5 寸毫针进针 0.5 寸，承泣进针从眶下缘中点与眼球之间，紧贴眶缘垂直刺入眼球下，太阳斜刺 0.5 寸，攒竹平刺 1 寸，风池针尖微下向鼻尖方向斜刺 0.5 寸，球后紧靠眶缘直刺 1 寸，上星、百会平刺 1 寸，进针完毕后嘱患者闭眼，坐位或仰卧位。

留针 40~60 分钟，20~30 分钟行针一次，期间不断观察患者情况，并嘱患者家属协同留观。

操作间隔　每天 1 次，10 次为 1 个疗程。

方药　治以补益气血之品。处方八珍汤加减：人参 3g、白术 10g、茯苓 8g、甘草 5g、当归 10g、白芍 8g、川芎 5g、熟地黄 15g、生姜 3 片、大枣 2 枚。加黄芪 10g、黄精 6g，以益气养血。夜寐多梦，加炒枣仁 12g、远志 9g，以养心安神。食欲缺乏，去熟地、白芍，加炒山楂 15g、炒谷芽 12g、炒麦芽 12g，以消食。脾胃虚弱，去熟地、白芍、当归、川芎，加陈皮 10g、扁豆 15g、山药 12g、木香 9g、黄精 6g、鸡内金 10g、山楂 10g、炒谷芽 12g、炒麦芽 10g，以健脾行气消食。水煎 400ml，日一剂，早晚分两次，饭后一小时温服。

（刘素清）

35 老视

35.1 老视概述

35.1.1 概念

老视是指随着年龄增加而导致晶状体的生理性调节力减退而发生近视力减退的现象，俗称老花眼。老视是一种生理性衰老现象，在 40~45 岁或以后发生，与年龄、体质、性别、工作性质及眼的屈光状态有关。

随着年龄的增长，晶状体逐渐硬化而失去弹性和可塑性。睫状肌的收缩力也逐渐减弱，导致眼的调节力逐渐减弱，近点离眼渐渐远移，发生老视现象。

老视眼对远来的平行光线仍能很好适应，并聚焦于视网膜上，但对于近物发出的辐射光线，就不可能依靠调节作用，使其在视网膜上结像，因此引起近距离工作和阅读困难。

老视的视力障碍主要为视近不清，开始时是看不清小的字体，为了看清楚不自觉地把书本移远，并把头后倾。当调节作用接近极限时，即产生调节疲劳，主要表现为头痛、头晕、眼发胀、发痒等视力疲劳症状。

35.1.2 病因病机

(1) 中医病因病机

年老体弱，肝肾之精渐衰，或劳瞻竭视，阴血暗耗，阴精不足，不能配阳，故目中光华虽可发越于外，但不能收敛视近。

(2) 西医病因病机

眼屈光度的增加，是由于晶状体的囊膜具有弹性，当悬韧带放松时，使富有可塑性的晶状体物质更加成为球形所致。随着年龄增加，晶状体逐渐地变坚实和硬化，失去了易于可塑造的特征，因而调节力渐渐减小。此外，晚年时期睫状肌力量的减弱，也是调节力降低的不可忽视的因素。

调节力变弱的结果，使看近处物体的清晰度越来越低，因而近点逐渐后退。这种调节力的消失并不是病理变化，它在人的一生中缓慢进行着，因此也并不是突然发生的。开始的时候，没有什么不方便的感觉，待近点距离已超过了个人的习惯性学习或工作距离时，就会感到严重的看近不方便。随着年龄的增加，调节

159

力逐渐减低，在做近距离工作时就会感到困难，最终出现老视眼。

35.1.3　临床表现

随着年龄增加，调节不足的现象慢慢变得明显。首先在阅读时出现症状，如看不清楚小的字体。为了能够看得清楚，就不自觉地把书本挪远，并且把头向后仰。开始时，晚上看书有些不舒适，因为晚上灯光较暗，照明不足使瞳孔散大。由于瞳孔散大在视网膜上形成较大的弥散圈，因而使老视眼的症状更加明显。随着年龄的增长，即使在白天从事近距离工作也易于疲劳，所以老视眼的人，晚上看书喜欢用较亮的灯光。有时把灯光放在书本和眼的中间，这样不但可以增加书本上的照明强度，而且还可以使瞳孔缩小。但是灯光放在眼前必然造成眩光的干扰，这种干扰光源离视轴越近，对视力的影响就越大。有些老人喜欢在阳光下看书，就是这个道理。由于瞳孔缩小可以提高视力，高龄的人因老化可使瞳孔变小，故人到老年时虽然失去了调节力，但仍然可以看清一般细小的物体。老视眼早期的表现可能是调节力的不足，或者调节反应的迟钝。再继续发展，可以成为视力疲劳。调节不足就是近点逐渐变远，经过努力还可看清近处物体。如果这种努力超过限度，引起睫状体的紧张，再看远处物体时，由于睫状体的紧张不能马上放松，因而形成暂时近视。再看近处物体时又有短时间的模糊，此即调节反应迟钝的表现。调节过劳时有头痛、眼的疲劳和眼部发痒。老视眼的早期为了努力克服这种生理性缺陷，有些人可有恶心、头晕等干扰症状。再者，过度紧张的慢性刺激，可以导致眼睑和结膜等组织的慢性炎性变化。

35.1.4　临床诊断

（1）中医诊断

40岁以上者，视远尚清，视近模糊。验光检影有老光镜的度数。临床分型如下。

1）肝肾两虚证：视远尚清，视近模糊，全身无明显不适，或久视目珠酸痛，头晕耳鸣，腰膝酸软，口咽干燥，舌红少苔，脉细数。

2）肾虚有热证：视远清楚，视近模糊，伴腰膝酸软，眩晕耳鸣，失眠多梦；形体消瘦，潮热盗汗，五心烦热，溲黄便干，舌红少津，脉细数。

3）气血两虚证：视远较清，视近模糊，不耐久视，全身可兼见面色少华，心悸怔忡，头晕失眠，气短神疲，食欲缺乏，舌淡苔白，脉细无力。

（2）西医诊断

老视的检测与矫正：首先应该进行远视力检查和验光，矫正屈光不正。同时了解被检查者的工作性质和阅读的习惯，选择合适的阅读距离进行老视验配。老视矫正应用凸透镜,可以选择单光眼镜、双光眼镜和渐变多焦点眼镜。

1)年龄在 40 岁以上。

2)主要症状是近视力减退,远视力不受影响。初期感到阅读小字困难,不自主的将目标放远。随年龄增长,需戴凸透镜方能看清。

3)看近时眼疲劳、胀感、头痛、视物模糊。这是因为看近目标时,需增加调节而使睫状肌过度收缩及过度集合所致。

4)随年龄增长,近点远移。

(3)鉴别诊断

远视和老视是两种不同的屈光状态,但由于都用凸透镜矫正,远视力又都好,两者往往被混淆。远视是一种屈光不正,戴凸透镜后既可看清远方,也能看清近方,而老视只是由于调节力的减弱,对近方目标看不清的一种生理性障碍,戴上凸透镜后虽能看清了近方目标(书、报),但不能同时用此镜看清远方物体,这和远视者戴镜的情况不同。

35.2 眼针技术在老视中的临床应用

35.2.1 技术一

主治 肝肾两虚证:视远尚清,视近模糊,全身无明显不适,或久视目珠酸痛,头晕耳鸣,腰膝酸软,口咽干燥,舌红少苔,脉细数。

取穴 主穴:眼针 2 区、4 区、8 区,承泣、太阳、攒竹、风池、睛明。配穴:肝俞、肾俞、太冲、光明、球后。

操作规程 每次选主穴平补平泻,留针 40 分钟,眼 2 区、4 区沿眶缘向鼻侧皮下斜刺,8 区沿眶缘向颞侧皮下斜刺,进针时用 0.5 寸毫针进针 0.5 寸;承泣进针从眶下缘中点与眼球之间,紧贴眶缘垂直刺入眼球下,太阳直刺 1 寸,攒竹平刺 1 寸,风池针尖微下向鼻尖方向斜刺 0.5 寸,睛明进针时先将眼球以手指向外侧固定,紧靠眶缘垂直刺入 0.5~1 寸。肝俞、肾俞、太冲直刺 0.5 寸,光明直刺 1 寸,球后紧靠眶缘直刺 1 寸,进针完毕后嘱患者闭眼,坐位或仰卧位。

留针 40~60 分钟,20~30 分钟行针一次,期间不断观察患者情况,并嘱患者家属协同留观。

操作间隔 每天 1 次,10 次为 1 个疗程。

方药 治以补益肝肾之品。处方可用杞菊地黄丸加减:枸杞子 15g、菊花 9g、熟地黄 24g、山药 15g、山萸肉 15g、泽泻 9g、茯苓 9g、丹皮 9g。若体弱气虚者加党参 15g、黄精 10g,以益气养阴;加何首乌 12g、龙眼肉 10g、肉苁蓉 10g,以增滋补肝肾之功。水煎 400ml,日一剂,早晚分两次,饭后一小时温服。

35.2.2　技术二

主治　肾虚有热证：视远清楚，视近模糊，伴腰膝酸软，眩晕耳鸣，失眠多梦；形体消瘦，潮热盗汗，五心烦热，溲黄便干，舌红少津，脉细数。

取穴　主穴：眼针 2 区、8 区，承泣、太阳、攒竹、风池、睛明。配穴：肾俞、阴谷、交信、复溜、太溪、照海。

操作规程　每次选主穴用泻法，留针 40 分钟，眼 2 区沿眶缘向鼻侧斜刺，8 区沿眶缘向颞侧皮下斜刺，进针时用 0.5 寸毫针进针 0.5 寸，承泣进针从眶下缘中点与眼球之间，紧贴眶缘垂直刺入眼球下，太阳直刺 1 寸，攒竹平刺 1 寸，风池针尖微下向鼻尖方向斜刺 0.5 寸，睛明进针时先将眼球以手指向外侧固定，紧靠眶缘垂直刺入 0.5～1 寸。肾俞、太溪直刺 0.5 寸，阴谷、交信直刺 1 寸，复溜、照海直刺 1 寸，进针完毕后嘱患者闭眼，坐位或仰卧位。

留针 40～60 分钟，20～30 分钟行针一次，期间不断观察患者情况，并嘱患者家属协同留观。

操作间隔　每天 1 次，10 次为 1 个疗程。

方药　治以滋阴除热之品。处方可用地芝丸加减：生地黄 120g、天冬 120g、枳壳 60g、甘菊花 60g、蜜丸，茶清或酒下。用茶者，欲火热之下降；用酒者，欲药力之上行。

35.2.3　技术三

主治　气血两虚证：视远较清，视近模糊，不耐久视，全身可兼见面色少华，心悸怔忡，头晕失眠，气短神疲，食欲不振，舌淡苔白，脉细无力。

取穴　主穴：眼针 5 区、6 区、7 区，承泣、太阳、攒竹、风池、睛明。配穴：脾俞、少海、神门、百会、气海。

操作规程　每次选主穴平补平泻，留针 40 分钟，眼 5 区沿眶缘向鼻侧斜刺，6 区、7 区沿眶缘向颞侧皮下斜刺，进针时用 0.5 寸毫针进针 0.5 寸，承泣进针从眶下缘中点与眼球之间，紧贴眶缘垂直刺入眼球下，太阳直刺 1 寸，攒竹平刺 1 寸，风池针尖微下向鼻尖方向斜刺 0.5 寸，睛明进针时先将眼球以手指向外侧固定，紧靠眶缘垂直刺入 0.5～1 寸。脾俞直刺 0.5 寸，少海、神门直刺 0.5 寸，百会平刺 0.5 寸，气海直刺 0.5 寸，进针完毕后嘱患者闭眼，坐位或仰卧位。

留针 40～60 分钟，20～30 分钟行针一次，期间不断观察患者情况，并嘱患者家属协同留观。

操作间隔　每天 1 次，10 次为 1 个疗程。

方药 治以补益气血之品。处方可用八珍汤加减：人参 3g、白术 10g、茯苓 8g、甘草 5g、当归 10g、白芍 8g、川芎 5g、熟地黄 15g、生姜 3 片、大枣 2 枚。加黄芪 10g、黄精 6g，以益气养血。夜寐多梦，加炒枣仁 12g、远志 9g，以养心安神。食欲不振，去熟地、白芍，加炒山楂 15g、炒谷芽 12g、炒麦芽 12g，以消食。脾胃虚弱加陈皮 10g、扁豆 15g、山药 12g、木香 9g、鸡内金 10g，以健脾行气消食。水煎 400ml，日一剂，早晚分两次，饭后一小时温服。

（刘素清）

36 面神经麻痹

36.1 面神经麻痹概述

36.1.1 面神经麻痹概念

面神经麻痹又称为面神经炎、贝尔麻痹，亨特综合征，俗称"面瘫"、"歪嘴巴"、"歪歪嘴"、"吊线风"，是以颜面表情肌群的运动功能障碍为主要特征的一种临床常见病。根据面神经麻痹引起的损害所发生的部位不同，它可分为中枢性面神经麻痹和周围性面神经麻痹两种。病损在面神经核以上至大脑皮质中枢之间，即为一侧皮质脑干束受损时称为中枢性或核上性面神经麻痹；面神经纤维发生病变所造成的面瘫称为周围性（即核性或核下性）面神经麻痹。由局部损伤或炎症所引起的面神经麻痹以及单纯性面神经损害所造成的麻痹称为贝尔麻痹。贝尔麻痹是指临床上不能肯定病因的，不伴有明显的其他体征或症状的单纯性周围性面神经麻痹。一般症状是口眼歪斜，它是一种常见病、多发病，不受年龄限制。患者面部往往连最基本的抬眉、闭眼、鼓嘴等动作都无法完成。

本病是以面部表情肌群运动功能障碍为主要特征的一种常见病，周围性面神经麻痹属于中医的"面瘫"、"口眼歪斜"等范畴。由于古代医疗条件的限制，往往将面瘫归于中风病之中论治，致使医家对中风病的认识陷入真中类中、内风外风等混乱争论之中。

36.1.2 病因病机

（1）中医病因病机

喻嘉言在《医门法律》中亦曰："口眼㖞斜，面部之气不顺也。"《诸病源候论》曰："偏风口㖞，是体虚受风，风入于夹口之筋也"说明风寒是诱发本病的外在因素。《灵枢》中曰："足阳明之筋，卒口僻，急者目不合，热则筋纵不开，颊筋有寒则引颊移口，有热则筋弛不收，故僻"。《诸病源候论》曰："一其经筋偏急不调……口㖞僻也"。因此本病在发生前，多数患者均有劳累和体力下降的情况，"正气"相对虚于内，头面部受风寒之邪侵袭所致。风寒之邪侵袭人体，营血不足，致营卫失调，引起经络阻滞，气血瘀阻于经脉之中，导致筋脉失养而使本病发生。其观点与王清任之所论"经络所藏，无非气血，若为风湿痰阻滞，必有疼痛之症"吻合，具体讲，（阴）血虚即精血不足易招风寒，（阳）气虚即功能下降易引痰湿。

（2）西医病因病机

1）特发性面神经麻痹：面神经麻痹的主要类型是特发性面神经麻痹，常称为贝尔麻痹，占所有面神经麻痹病例的 60%~75%。最常见的是单侧面神经麻痹，面神经麻痹的程度可以是完全性或不完全性麻痹，在排除其他病因后考虑此诊断。

2）感染：感染是面神经麻痹的第 2 个最常见的病因。常见的感染原因有病毒、螺旋体及细菌等。

Ramsay-Hunt 综合征伴有带状疱疹，是感染类型中最常见的病因之一，一般病情较重。此类型的面神经麻痹占所有面神经麻痹的 12%，伴有不同程度的蜗神经受累，表现为蜗神经和前庭神经症状的约占 20%。其他的病毒感染还有单纯疱疹病毒、麻疹病毒和巨细胞病毒也可以产生类似于耳部带状疱疹的临床症状。

Lyme 病是引起面神经麻痹的另一种感染原因。Lyme 病是一种可以侵犯神经、皮肤、眼、心脏和关节等多个系统的一种蜱媒传染病。本病呈区域性流行，多见于夏季。人群普遍易感，居住于森林地带和乡村者更易发病，发病常与旅游、狩猎、野营等有关。发病年龄和性别无差异。

3）肿瘤：肿瘤是仅次于感染的常见病因，约 5% 的面神经麻痹患者由肿瘤引起。这些肿瘤包括听神经瘤、腮腺瘤、原发性胆脂瘤及颈静脉球肿瘤。在异常情况下，肿瘤本身及外科切除肿瘤均可以引起面神经麻痹。

4）神经源性：研究表明，神经源性病因引起的面神经麻痹占全部面神经麻痹的 5%。有许多颅内、非创伤性神经源性面神经麻痹以及脑血管病，都是面神经麻痹的病因。

5）创伤性：创伤性损伤是面神经麻痹常见的病因之一。其中颞骨骨折是面神经麻痹在创伤性原因中最常见的。骨折既可以是纵向的也可以是横向的，可以由车祸或从高处摔下及自行车事故等引起。

6）新生儿创伤性面神经麻痹最常见于分娩中，年发病率为 1.8‰。

新生儿面神经麻痹主要分为 3 种类型：先天性面神经麻痹（包括胚胎发育中出现的发育障碍，导致面神经麻痹或伴随其他症状）；出生前获得性面神经麻痹（是由于影响神经发育的宫内环境或因素作用的结果）；出生后获得性面神经麻痹（从感染、创伤到颅内和颅外各种病因的颅骨疾病）。

36.1.3　临床表现

多数患者往往于清晨洗脸、漱口时突然发现一侧面颊动作不灵、嘴巴歪斜。

病侧面部表情肌完全瘫痪者，前额皱纹消失、眼裂扩大、鼻唇沟平坦、口角下垂，露齿时口角向健侧偏歪。病侧不能作皱额、蹙眉、闭目、鼓气和噘嘴等动作。鼓腮和吹口哨时，因患侧口唇不能闭合而漏气。进食时，食物残渣常滞留于病侧的齿颊间隙内，并常有口水自该侧淌下。由于泪点随下睑外翻，使泪液不能正常引流而外溢。

中枢型为核上组织（包括皮质、皮质脑干纤维、内囊、脑桥等）受损时引起，出现病灶对侧颜面下部肌肉麻痹。从上到下表现为鼻唇沟变浅，露齿时口角下垂（或称口角歪向病灶侧，即瘫痪面肌对侧），不能吹口哨和鼓腮等。多见于脑血管病变、脑肿瘤和脑炎等。

周围型为面神经核或面神经受损时引起，出现病灶同侧全部面肌瘫痪，从上到下表现为不能皱额、皱眉、闭目，角膜反射消失，鼻唇沟变浅，不能露齿、鼓腮、吹口哨，口角下垂（或称口角歪向病灶对侧，即瘫痪面肌对侧）。多见于受寒、耳部或脑膜感染、神经纤维瘤引起的周围型面神经麻痹。此外还可出现舌前2/3味觉障碍、说话不清晰等。

36.1.4　临床诊断

(1) 中医诊断

1）急性期：患者多为脉络空虚，风痰阻络。临床常见突然口眼歪斜，患侧面部表情动作消失，局部发僵，前额无皱纹，眼裂扩大，鼻唇沟变浅，口角流涎，可有耳后乳突疼痛或见外耳道有疱疹，舌苔白腻，脉弦滑。

2）恢复期或后遗症期：患者多病久失治、误治或虽经治疗但仍未完全恢复，中医辨证多为痰瘀互阻，痹阻经络。患者仍口眼歪斜，患侧面部发僵或有面部肌肉抽搐，额纹变浅或消失，眼裂扩大，鼻唇沟变浅，口角流涎，舌质暗，苔薄腻或厚腻，脉弦滑。

(2) 西医诊断

1）临床检查如下。

茎乳突：检查茎乳突是否疼痛或一侧颞部、面部是否疼痛。

额部：检查额部皮肤皱纹是否相同、变浅或消失，眉目外侧是否对称、下垂。

眼：检查眼裂的大小，两侧是否对称、变小或变大，上眼睑是否下垂，下眼睑是否外翻，眼睑是否抽搐、肿胀，眼结膜是否充血溃疡，是否有流泪、干涩、酸、胀的症状。

耳：检查是否有耳鸣、耳闷、听力下降。

面颊：检查鼻唇沟是否变浅、消失或加深。面颊部是否对称、平坦、增厚或抽搐。面部是否感觉发紧、僵硬、麻木或萎缩。

口：检查口角是否对称、下垂、上提或抽搐；口唇是否肿胀，人中是否偏斜。

舌：检查味觉是否受累。

抬眉运动：检查额枕肌额腹的运动功能。重度患者额部平坦，皱纹一般消失或明显变浅，眉目外侧明显下垂。

皱眉：检查皱眉肌是否能运动，两侧眉运动幅度是否一致。

闭眼：闭眼时应注意患侧的口角有无提口角运动，患侧能否闭严及闭合的程度。

耸鼻：观察压鼻肌是否有皱纹，两侧上唇运动幅度是否相同。

示齿：注意观察两侧口角运动幅度，口裂是否变形，上下牙齿暴露的数目及高度。

努嘴：注意观察口角两侧至人中的距离是否相同，努嘴的形状是否对称。

鼓腮：主要检查口轮匝肌的运动功能。

2）实验室检查如下。

依据可能的病因选择必要的检查。

血常规、血电解质：一般无特异性改变，起病时血液检查结果可稍偏高。

血糖、免疫项目、脑脊液检查：如异常则有鉴别诊断意义。

Melkersson-Rosenthal 综合征：从病因学角度出发必须除外某些炎症，如结核、结节病等。为此应做有关化验，通常要做结核菌素试验、Kveim 反应、血清丙球蛋白测定。

Lyme 病：红细胞沉降率可增快；血清 GOT、GPT 及 LDH 增高。急性期可从血液、脑脊液、关节液和皮肤病灶中查到病原螺旋体。脑脊液初期检查正常，几周至几个月后白细胞增高，以淋巴细胞增高为主，蛋白可略增高。酶联免疫试验（ELISA）和免疫荧光抗体测定抗 BB 抗体阳性，对诊断有重要意义。IgM 和 IgG 滴度 1：64 以上为阳性，本病患者 IgG 和 IgM 效价发病 3~6 周测定，90% 的患者 >1：128，早期以 IgM 增高为主，后期以 IgG 升高为主，其效价高可维持几年。

其他：CT、MRI、颅底摄片、脑电图、眼底检查、耳鼻喉科检查；检查如有异常，则有鉴别诊断意义。

因此根据患者的临床表现及急性起病特点多可明确诊断面瘫，但需要与吉兰-巴雷综合征导致的周围性面瘫及颅后窝肿瘤引起的慢性面瘫相鉴别。

36.2 眼针在面神经麻痹中的临床应用

36.2.1 技术一

主治 脉络空虚，风痰阻络。

取穴　主穴：球后、睛明、承泣、攒竹、风池、丝竹空、四白、翳风、下关、阳白、地仓、颊车、迎香。配穴：足三里、三阴交、丰隆等。

操作规程　每次选主穴平补平泻，留针 40 分钟，配穴补足三里、三阴交，泻丰隆，球后、睛明、承泣、攒竹、风池、丝竹空、四白、翳风、下关、阳白、地仓、颊车、迎香，进针采用 1 寸毫针直刺 0.5~1 寸。其他穴位直刺，进针完毕后嘱患者闭眼，坐位或仰卧位。

留针 40~60 分钟，20~30 分钟行针一次，期间不断观察患者情况，并嘱患者家属协同留观。

操作间隔　每天 1 次，10 次为 1 个疗程。

方药　治以祛风化痰、活血通络。代表方剂牵正散加减：白附子 15g、僵蚕 15g、全蝎 3g，水煎 400ml，日一剂，早晚分两次，饭后一小时温服。

36.2.2　技术二

主治　痰瘀互阻，痹阻经络。

取穴　主穴：球后、睛明、承泣、攒竹、风池、丝竹空、四白、下关、阳白、地仓、颊车、迎香。配穴：丰隆、膈俞。

操作规程　每次选主穴平补平泻，留针 40 分钟，配穴补膈俞，泻丰隆，球后、睛明、承泣、攒竹、风池、丝竹空、四白、下关、阳白、地仓、颊车、迎香，进针采用 1 寸毫针直刺 0.5~1 寸。其他穴位直刺，进针完毕后嘱患者闭眼，坐位或仰卧位。

留针 40~60 分钟，20~30 分钟行针一次，期间不断观察患者情况，并嘱患者家属协同留观。

操作间隔　每天 1 次，10 次为 1 个疗程。

方药　治以益气活血，祛痰通络。代表方剂补阳还五汤加减：生黄芪 30g、当归 10g、赤芍 15g、川芎 9g、桃仁 15g、红花 15g、地龙 6g 等，水煎 400ml，日一剂，早晚分两次，饭后一小时温服。

（王　栋）